LITUIXIU
RENYUAN

离退休人员

健康保健实用指南

U1012015

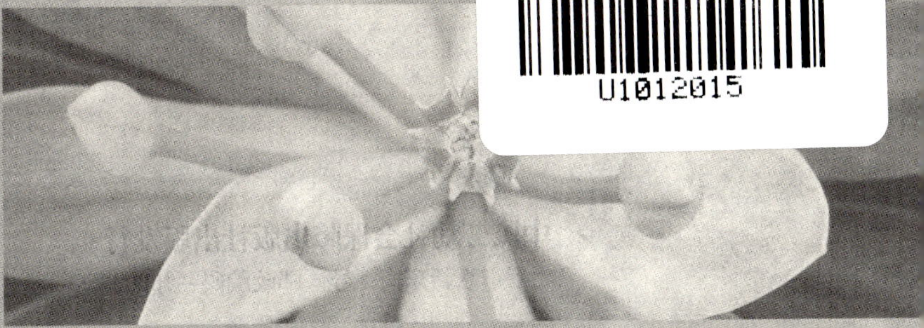

《离退休人员健康保健实用指南》编委会

JIANKANG
BAOJIAN

中国劳动社会保障出版社

图书在版编目(CIP)数据

离退休人员健康保健实用指南/《离退休人员健康保健实用指南》编委会编. —北京：中国劳动社会保障出版社，2008

ISBN 978-7-5045-7338-4

Ⅰ. 离… Ⅱ. 离… Ⅲ. ①中年人-保健-指南②老年人-保健-指南 Ⅳ. R161-62

中国版本图书馆 CIP 数据核字(2008)第 127897 号

中国劳动社会保障出版社出版发行

(北京市惠新东街 1 号 邮政编码：100029)

出版人：张梦欣

*

世界知识印刷厂印刷装订 新华书店经销

880 毫米×1230 毫米 32 开本 6.125 印张 102 千字

2008 年 8 月第 1 版 2008 年 8 月第 1 次印刷

定价：21.00 元

读者服务部电话：010-64929211

发行部电话：010-64927085

出版社网址：http：//www.class.com.cn

版权专有 侵权必究

举报电话：010-64954652

《离退休人员健康保健实用指南》编委会

主　任　史锦杰

副主任　徐　键

编　委　谭刚强　黄　莉　余华荣

　　　　孙　浩　冯泽永　姚　娅

　　　　张容锦

统　稿　徐　键

审　校　姚　娅

策　划　张容锦

插　图　周江源

前　言

每一位离退休人员从工作了几十年的岗位上退下来，都会面临人生路上的重大转折。社会角色的不同，生活方式的改变，会带来一系列身体上和心理上的变化。而对离退休生活的适应程度，直接影响着离退休人员的身心健康和生活质量。

卫生部发布的《中国公民健康素养》中指出："健康不仅仅是没有疾病或虚弱，而是身体、心理和社会适应的完好状态。""健康的生活方式能够维护和促进自身健康。"

本书从健康长寿的角度，结合我国中老年人的身心特点，从离退休人员的心理保健、饮食营养、运动锻炼、医疗保健等方面，用通俗易懂的语言、图文并茂的形式，介绍了离退休人员进行自我调适和自我保健的基本知识，内容丰富，并注重了实用性和可操作性。

本书旨在帮助广大离退休人员建立健康的生活方式，提高晚年生活质量，适合离退休人员及所有中老年朋友阅读，也可供从事老干部管理工作、企业退休人员管理工作的人员参考。

本书上篇部分由谭刚强（重庆协和心理顾问事务所）、徐键（重庆市技能人才开发协会）编写，中篇由余华荣（重庆医科大学）编写，下篇由黄莉（重庆医科大学）、孙浩（重庆市第三人民医院）编写。

目　录

中篇　离退休人员的饮食营养与运动保健

引言

潇洒老一回

春夏秋冬，时光轮回，生老病死，难以逆转，这是自然规律，似乎不可改变。但四季风韵，均可显怡人景色，春可踏青，夏可赏荷，秋可望月，冬可咏雪。人生各个阶段也是如此，童年的率真，少年的痴狂，青年的奋发，中年的劳累，老年的恬静，都有各自的精彩，都是生命的哲理。

当我们步入离退休时期，已是人过半百。一般人的平均寿命可达 80 岁，离退休后的日子，至少还有二三十年。这将是人生近三分之一的历程，是一种全新生活的开始，是我们充分享受人生硕果的金色时光。

每一位离退休朋友，都希望自己能有一个健康的体魄来延年益寿，有一份轻松愉快的心情来安度晚年。但离退休生活是否幸福和快乐，不仅取决于客观条件，还取决于离退休人员自己的内心感受和身体变化。

身体健康是无价的财富，心灵健康将使离退休朋友快乐无穷。

本书想告诉广大离退休朋友：健康的身心、平衡的营养、适量的锻炼、科学的保健是我们幸福、快乐的长寿之道。

愿所有的离退休朋友，用自己丰富的人生经验和智慧，尽享人生的“秋实岁月”，用崭新的观念和科学的方法，健康快乐地“潇洒老一回”！

上篇

离退休人员的心理健康与自我调适

古往今来，无数长寿老人的生活经历证明，人的健康长寿与心理因素密切相关。

在人的一生中，随着年龄的变化，人们的生活方式和内容、个人身份与责任乃至心理状态等，也会随之发生变化。离退休是人生的一大转折，它不仅预示着多年适应的工作规律、生活环境及生活方式、经济收入等都会发生很大变化，还预示着因人的年龄逐渐增长，身体健康状况会逐渐下降。因此，离退休人员作为一个群体，往往会表现出一些特殊的心理适应问题。如何正确认识因离退休带来的一系列心理变化，保持一种良好的、健康的心理状态，积极主动地去应对离退休后的新生活，已成为离退休人员越来越关注的问题。

一、离退休是人生“第二春岁月”的开始

（一）离退休是人生的收获季节

离退休是人的生命历程中一个必然经历的过程。辛苦、劳累的风雨人生，终因离退休生活的来临，而使人有如释重负之感。让年轻人干事，让年长者休养，是一个客观规律，也是社会进步的体现。

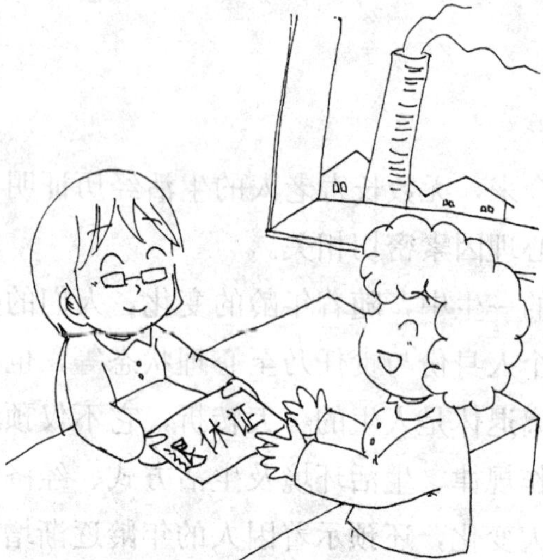

英国有句谚语说得好：“人生半百才开始”，现在许多人也把离退休称为“第二春岁月”的开始。这是因为离退休后，人们可自由支配的时间更加富裕，可自由活动的空间更加开阔。人们能够自由地运用几十年工作中

积淀下来的人生智慧，丰富的阅历和经验，深厚的知识和才能，更多地去注重自己的身心调养和健康维护，更好地“顺应自然，顺天而为”，在怡然自得的悠闲之中，去细细品味人生。

（二）离退休生活可尽享人生的健康快乐

过去人们认为，离退休即意味着人生已进入老年，对社会已不再有用，只能走向衰老、等待死亡，因此常叹“老来难”。但在现代社会中，这种观念已经过时，离退休是人生中一个美好而全新的阶段，如今流行称老年这一阶段为“夕阳红”。

现代社会中，谁是老年人？世界卫生组织新的年龄划分法提出：

45 岁以下为青年；

45～59 岁为中年；

60～74 岁为年轻的老人或老年前期；

75～89 岁为老年；

90 岁以上为长寿老人。

现代科学研究认为，人的寿命应当在 100 岁以上，平均寿命可达 80 岁。“过去七十古来稀，如今八十是老弟”。因此，对一般人而言，离退休的生活至少还有20～30年甚至更长时间，是一个漫长的可尽享欢乐人生的阶段。步入这个时期的中老年人，有充分的时间和空间让自己的生命得到全面、自由的舒展，应当好好珍惜，好好把握。

长寿是每一个人的愿望，健康长寿才是现代人追求的目标。古往今来，曾有许多帝王叹息人生苦短，多方探求长生不老之术。如今随着社会的进步，科技医药卫生事业的发展，人类的平均寿命日见增长。中年以后，人的外表体形、身体各项功能就会随着年龄增长逐渐开始衰老，这是一个不可抗拒的自然规律。但随之出现的老年人特有的心理变化，则可以通过发挥主观能动性和自我心理保健，进行调节和控制。人可以老，但心不能老，活一天，就要快乐一天，享受一天。心理健康是幸福生活的基础，离退休的中老年人，只要保持心理健康，对健康长寿充满信心，主动采取有益健康的生活方式，就能做到年高而不老，寿高而不衰，尽享高质量的晚年生活。

（三）离退休生活可展示人生的精彩

有道是“莫道桑榆晚，为霞尚满天”；“老夫喜作黄昏颂，满目青山夕照明”；“百年赢得十之八，老骥仍将万里行”。春华秋实，最美夕阳。步入离退休的中老年人，只要能充分享受自由闲暇的“第二春”，人生还能演出精彩的大戏。

对于退休，著名作家蒋子龙这样说：“去年我一退休，就一下觉得全身心的轻松。从此单位的是是非非、吵吵闹闹全跟我没有关系，我感到从未有过的自由和惬意。人到60岁就有拒绝的权力，对有些人和事可以说‘不’了。不想参加的活动就不去，不想开的会就不开，不想见的人就不见，不想听的话就不听……人到60，我才真切地感受到生命本身的快乐。”

离退休以后，人们不用再受工作的制约，不用再请示汇报，少了许多约束，多了许多自由。不再为名利拼搏，不再为生活困惑。往日的恩恩怨怨、磕磕碰碰，都已烟消云散。可以用过来人的眼光、平和的心态去看待人间的是是非非，能够心静如水，重新找回自我，如同返璞归真一般，只求在人世中享受属于自己的那一份顺其自然的生活，真正步入了自由自在的快乐人生境界。

离退休以后，人们生活在一种轻松、自由、快乐的心境中，可以随心所欲地干自己想干、愿干、能干的事，有机会重新选择任何一种自己想过的生活方式。在我们生活的周围，到处都可以看到许多幸福、快乐的“老顽童”，他们唱歌跳舞、抚琴作画、种花养鸟、下棋打牌、爬山旅游，可谓无所不在，无所不能，好不快活。在离退休以后焕发出的“第二春”让他们性格更加开朗、豁达，人际交往更加广泛，生活过得丰富多彩。他们中有的重拾过去因工作繁忙、家庭负累而放弃了的兴趣和爱好，继续追逐年轻时的梦想；有的重新审视生命的意义，不再把工作当做生活的唯一寄托，开始培养新的生活情趣；有的把关注的目光、情感的重心更多地移向自己的老伴和家庭，尽享天伦之乐；也有的利用自己的才能和技艺，干一份适合自己的工作，继续发挥余热，奉献社会。其实，对离退休人员来说，不管选择什么样的生活方式，只要是适合自己的，只要是能让自己快乐的，就能让自己的晚年生活充满生机，展示出无限精彩。

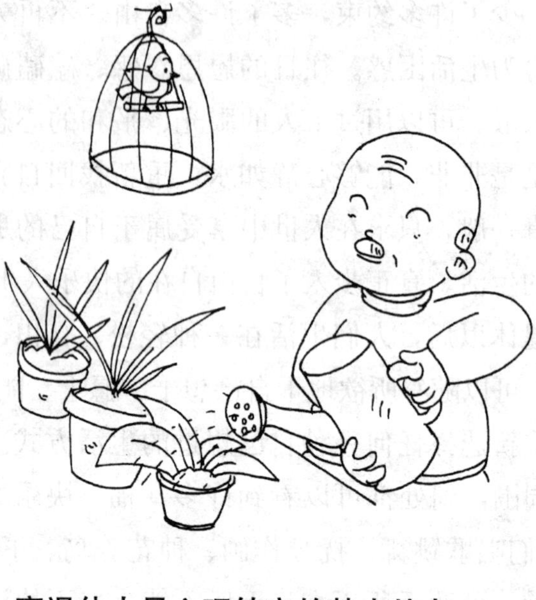

二、离退休人员心理转变的基本特点

离退休毕竟是人生中的一个重大转折点，在此期间，人们的生活方式、行为习惯、思想观念以及身体状况等都会随之发生一些变化，需要有一个适应的过程。特别是在离退休初期，如果不能正确地对待离退休，不主动地去适应新的离退休生活，就会让自己身心都受到影响，因此，有人常把离退休称为一道“事故多发的坎儿”。

充分了解离退休生活可能给我们带来的各种转变，掌握这一时期中老年人基本的心理特点，就能迅速调整好自己的心态，充满自信地去开始人生新的生活，充满智慧地去处理各种新的矛盾，顺利度过离退休这个人生的重大转折期。

（一）离退休给中老年人生活带来的四大改变

1. 生活方式从“繁忙紧张”到“悠闲自在”

离退休后，几十年来养成的紧张的工作、生活方式被悠闲的生活方式所替代。过去习惯了每天有规律地上下班，现在不同了，工作不用干了，精神上没有了压力，生活也仿佛没有了目标。一部分离退休人员会因此觉得终日“无所事事”，不知道自己该干什么，还能干什么，因而精神不振，生活松懈，行为也变得懒散起来。久而久之，这种无目的、无计划、无规律的生活，就会给离退休人员带来突出的心理问题或精神障碍，也会影响其身体健康。

2. 社会角色从“有职有位”到“平民百姓”

离退休以后，人的社会角色会发生很大改变，原来的社会职场角色，如领导干部、管理人员、技术骨

饭前喝汤，苗条健康；饭后喝汤，越喝越胖

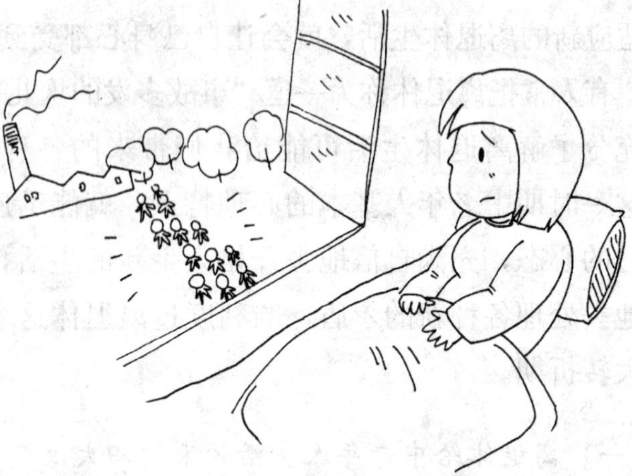

干、普通工人等都不存在了，取而代之的是一个共同的称谓，即离退休人员。不管是加入单位的离退休队伍，还是回到街道、社区，都会使离退休人员失去原有的社会地位，都要求离退休人员转变过去的职场心理状态，回归“普通一员”，接受社会角色的重新转变。这种社会角色转变过程的长短和难易程度，对于不同的人会各不相同，不少人会在此期间产生较严重的“失落感”。

3. 身体状况从“身强力壮”到“逐渐衰退”

离退休后，人的身心经过几十年的磨损，自然易出现这样或那样的毛病，逐渐衰老，从而可能产生更多疾病缠身的忧虑。过去因忙于工作而忽略了健康问题，如今开始对身体特别关注，甚至于过度关注，有时也因此增添许多惧怕衰老、惧怕患大病的心理负担。

4. 家庭角色从“一家之主”到“退居二线”

离退休后回到家中生活，家庭角色也会因此而改变。过去习惯于一家之主的地位和当家作主的权威，现在有可能因年龄、身体等原因，逐步“退居二线”，更多地成为被关心、照顾的对象。过去主要忙于工作，对家庭琐事一般不管，现在直接面对家人的时间多了，经常会遇到各种琐碎的情况。因精力过度集中在对家庭生活的“无距离审视”，再加上与家人的性格、爱好、追求等差异的更多展现，彼此间会产生许多新的矛盾。如与子女的“代沟”，与老伴的不和，对孙子辈的过度溺爱，突遇老伴或家人去世等不幸事件，单身老人面对再

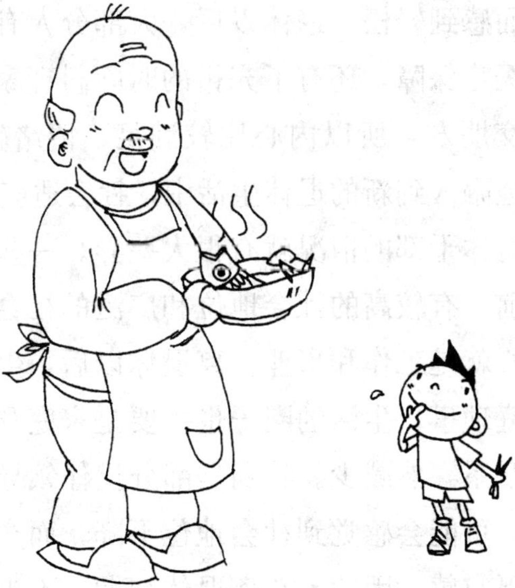

饭前喝汤，苗条健康；饭后喝汤，越喝越胖

婚选择的困扰等，均可能引发一些心理问题。

（二）离退休人员心理发展的主要矛盾

1. 角色转变与社会适应的矛盾

进入中老年时期的离退休人员，首先面临的问题就是社会角色转变与社会适应的矛盾。离退休虽然是一种正常的角色变迁，但人对于新的社会角色需要一个适应的过程。而不同职业群体的人，对离退休的心理感受和社会适应程度有很大差距。

据一项对离退休干部和退休工人的对比调查显示，企业职工退休前后的心理感受变化不大。许多企业人员会因为退休后摆脱了繁重、单调的体力劳动，卸下了工作的负担而感到轻松。退休以后，大部分人有基本的养老保险和医疗保障，还有了充裕的时间料理家务、消遣娱乐和结交朋友，所以内心比较满足，情绪较为稳定，容易较快地融入到新的退休生活中，社会适应良好。

但离退休干部的情况就有很大差异。一些老干部在离退休之前，有较高的社会地位和广泛的社会联系，其生活的重心就是工作和事业。离退休以后，生活的重心变成了家庭琐事，生活的圈子也主要是家庭和社区，广泛的社会联系骤然减少。特别是部分担任领导职务的离退休干部，可能会感觉到社会地位下降，而产生“人走茶凉”的孤寂感。因此，在离退休初期，不少老干部常常会因为社会角色的较大转变而对新生活感到很不习惯、很不适应。

2. 老有所为与身心衰老的矛盾

部分具有较高的价值观念和理想追求的离退休人员，通常在离开工作岗位之后，都不甘于清闲，渴望在有生之年，能够再为社会多做一些工作。所谓退而不休、老有所为，便是这类离退休人员精神追求的真实写照。然而，很多已经退下来但仍壮志不减的离退休人员，不仅年事已高，而且健康状况也并不理想。他们有的在感知、记忆、思维等心理能力的衰退方面非常明显，有的患多种疾病，或者机体严重衰老。这就使得这些离退休人员老有所为的愿望与身心衰老的现实之间形成了矛盾，有的人还会为此而陷入深深的苦恼和焦虑之中。

3. 老有所养与经济保障不充分的矛盾

据国内外一些研究表明，缺乏独立的经济来源或可靠的经济保障，是中老年人心理困扰的重要原因。一般来说，如果中老年人缺乏稳定的经济收入，社会地位不高，极易产生自卑心理，性情也比较郁闷，易于伤感。如果再受到子女抱怨或歧视，性格倔强的中老年人，往往还会采取一些极端的行为。人在离退休后，个人的经济收入会比在职时有所下降，而且随着社会经济的发展，离退休人员的经济收入与社会生活水平的提高之间更会产生较大的差距。老有所养与经济保障不充分的矛

水停百日要生毒，人闲百日要生病

盾，较容易导致离退休人员出现心理障碍。

4. 安度晚年与意外刺激的矛盾

离退休人员都希望平平安安、幸福美满、健康长寿地度过晚年，但这种美好愿望与实际生活中的意外打击、重大刺激，往往形成强烈的对比和矛盾。随着年龄的增长，生活中会出现诸如亲朋好友相继离世、丧偶等情况，若是缺乏足够的社会支持，会对离退休人员产生巨大的打击。据统计，丧偶的中老年人死亡率，是一般中老年人死亡率的7倍。除丧偶之外，夫妻争吵、亲友亡故、婆媳不和、突患重病等意外刺激，对老年人的心灵打击也十分严重。

综上所述，人进入离退休阶段以后面临着的一系列矛盾，是离退休人员不可避免的。这就需要离退休人员加强修身养性，注重心理保养，适当进行锻炼，积极参与活动，这样才能延缓身心衰老，“老骥伏枥，志在千里”，使人生道路上的最后一段旅程依然光彩照人，熠熠生辉。

（三）不同类别离退休人员的心理差异

1. 离退休干部容易产生的心理

通过多项针对离退休干部所进行的调查分析，反映出离退休干部是对“离退休选择”最不适应的群体，容易出现如下的心理问题：

对新的闲赋的角色行为不适应　离退休干部由于社

会阅历较广，职场生存经验丰富，工作多有成就，在家庭、社会中有相对突出的“代表”地位，因而自尊心较强，习惯于人们的恭维和尊重、服从。一旦离退休后，所扮演的社会角色发生了很大的变化，尤其是很容易有“人走茶凉”的感受，对突然的“冷落”一下子很难适应。旧的生活模式被打乱，新的生活模式在短期内还没有建立，独自在家时的孤独、郁闷很容易引发情绪上的波动，时常出现无端的大发雷霆或极其烦躁、焦虑等心理反应，很容易导致精神进一步压抑，从而也引发或加重许多心理性疾病。

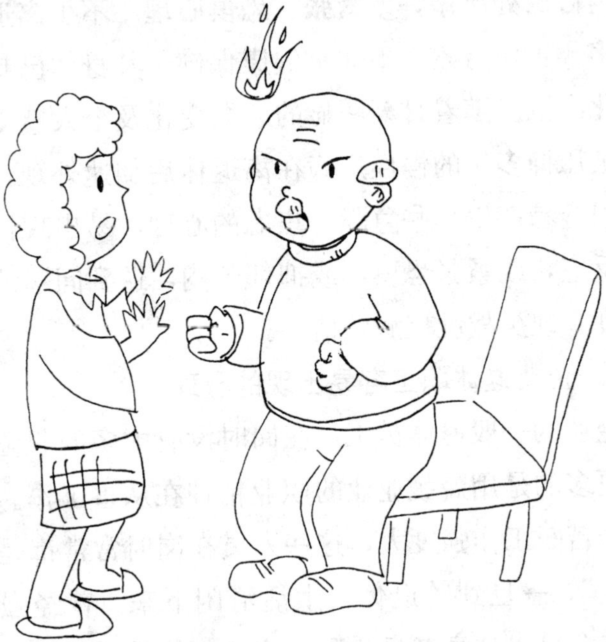

要活好，心别小，善制怒，寿无数

孤独感及失落感容易陡然而生 离退休干部因过去的工作职位和社会地位，在离退休后，一般对社区其他中老年人的“世俗化生活”会有所戒备或主动疏离，通常只喜欢和家人待在一起。自己离开了工作岗位，闲居家中，儿女却多数工作在外或安家在外，生活中会遭遇许多空白点，自然会产生一些孤独、寂寞感。特别是在更多地关注自己的身心健康后，一旦发现原来健康的身体患有疾病时，更会变得郁郁不乐、沉默寡言。有的还会产生多疑或多虑，常计较别人的举止言谈，猜疑别人居心叵测，对周围人有不信任感。

内心深处增添许多紧张、恐惧心理 不少离退休干部因多年工作劳累，不注重健康保健，其身体已趋向机体退化阶段。随着日渐明显的衰老变化及个人感受的加深，被压抑多年的慢性疾病在离退休后加速外现，这使他们很容易产生一些急躁、焦虑的心理，易出现抑郁的情绪反应，或紧张恐惧，或抑郁苦闷，遇到问题缺少进取态度，缺少战胜疾病的信心。

2. 企业退休职工容易出现的心理

企业的一般退休员工，在岗时没有太多的职位优越感，更多的是用兢兢业业的职业精神在从事工作。因为工作辛苦、工作强度大，这些人员在岗时常常都是“带病作业”，一旦到龄退休，生活清闲下来，曾经强撑着的身体会显出“衰老虚脱”的症状，仿佛百病缠身。出现这种似病非病现象的原因较复杂，但多是因退休而起，与此同时也会出现一些常见的心理问题。

孤独感　部分人员由于退休离开了紧张、熟悉的工作环境，离开了朝夕相处的同事、朋友，在精神上感到失去了依托。闲居在家，看到朋友、同事、子女都在忙于工作，忙于生活，自己却整天无所事事，似乎已被生活抛弃，社会已不再需要自己，从而感到孤单、寂寞。

垂暮感　部分退休人员会认为自己因年龄大了而被迫退休，事实上就是表明自己已经变老了，开始不中用了，未来的日子也不多了，从而极易产生垂暮心理，悲观失望，意志消沉。

自卑感　少数人退休后，因日常生活中缺乏家人、朋友和组织的关爱，身体状况在逐渐下降，经济收入也捉襟见肘。再加上有意见无处提，心中的苦闷无人分担，周围遇到的似乎都是冷漠的态度，就会感到个人的自尊心受到极大的伤害，觉得自己低人一等，在生活中已无足轻重，从而很容易产生自卑感和抑郁感。

急躁易怒反应　一些员工退休后由于社会角色的演变，一下子难以适应，心情很不舒畅。加上身体机能的退化，耐受力差，稍一遇到不顺心、不如意的事，就会引发暴怒，大动肝火；也有的人会将烦闷积压在心中，郁怒难解，从而招致旧病复发、新病接踵而至。

沉湎于过去　部分退休员工不能很快地适应自身社

会角色的改变和家庭地位的变化，仍习惯于做“被人拧的螺丝钉”。思想跟不上全球化时代与多元化时代的社会发展步伐，因而处处感到“今不如昔”，只好从往事的回忆中去寻找安慰，喜欢沉湎于过去中。

过度焦虑 人近中老年，普遍易对自己的身体状况产生一种紧张情绪。一些普通退休员工，特别在一下子由紧张生活变为松懈而散漫的生活后，很容易把注意力过分集中在自己的身体状况上，对于自身各个系统的生理功能变化过分敏感，稍有不适，就疑虑重重，以为患了什么不治之症，造成情绪紧张，寝食不安。

以上这些常见心理现象，并不一定在每个人身上都会发生，更不会同时发生在一个人的身上。大多数企业员工对退休后的生活能够正确认识，比较容易接近大众化生活，因而也更容易迅速调整好个人心理状态，尽快适应退休生活。

（四）离退休人员容易出现的心理障碍

1. 离退休后情感障碍

离退休后情感障碍是指由于离退休原因导致心理上的适应障碍。它的发生与发展直接与离退休这一生活事件相关。这是对许多离退休人员进行心理健康临床诊断后，提出的一个特异的心理健康问题。

离退休后情感障碍的临床表现：对离退休后的闲暇

生活、相对疏离的人际关系不适应，情绪压抑、低落、焦虑；周身不舒适，慢性躯体不适明显增加，因为一点小病而反复就医；长时间的烦躁、失眠、食欲不振、易激怒，反复回忆以往不愉快的事情；责怪自己在职时做得不够好，自责等。离退休后中老年人的诸多临床情绪表现是其心理需要的外在表现，而这些表现往往不能被周围人所理解和接纳，又会加重中老年人的情感障碍。

离退休后情感障碍常常发生于高级干部或高级知识分子群体，发生的时间一般在离退休初期。因其早期表现不易被认识，还可能伴随身体、心理、精神等方面的健康状况下降。

形成离退休后情感障碍的主要原因有以下几点：

离退休前心理准备不足　相当一部分离退休人员在离退休前对日后的生活想象得过分乐观，自认为有足够的能力应对离退休后相对轻松、舒适的生活。因对社会角色改变而带来的多方面变化缺少足够的思想准备，一旦真正进入离退休生活，真实地感受到离退休前后生活上方方面面的差异，就容易在心理上产生不平衡，或在心理上出现大的落差。

行为方式的改变明显慢于环境的改变　原有的人际环境、工作环境、生活环境等均在离退休生活开始后迅速发生变化，但相当一部分离退休人员对这些变化的适应和调整能力不够，社会角色已经转换了，但心理改变却没有跟上，行为方式的转变严重滞后。如有的老同志虽然形式上已经退休，但心还停留在单位和工作上，还时时关注着自己以前所干工作的现状，关注自己接班人的工作情况。这些老人对于过去工作过分关注，往往会拿现在的人和事与自己的过去作比较，产生一种“今不如昔”的感觉，徒增一些不必要的烦恼。这种因环境的改变与心理状态和行为变化的不一致，就会发生心理、行为间的矛盾冲突，形成情感问题。

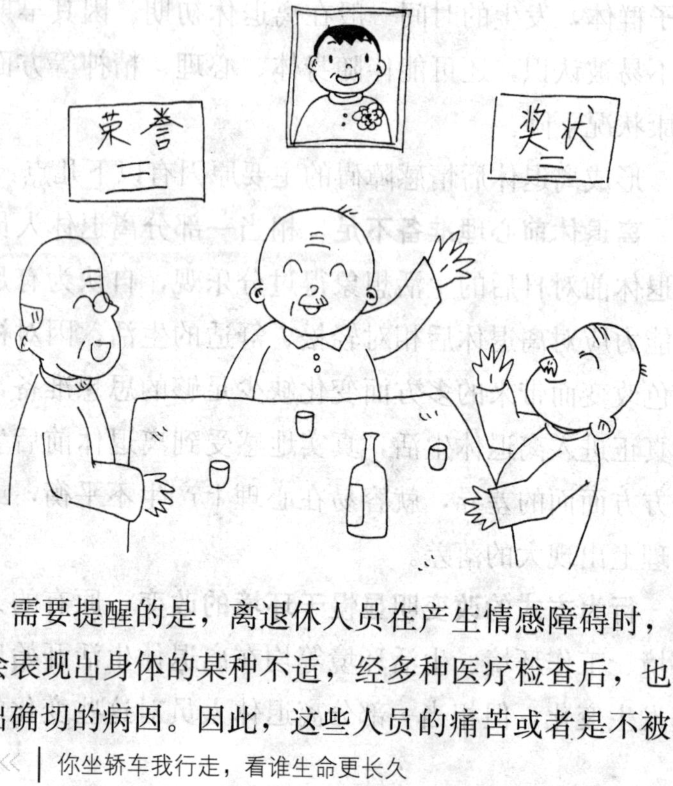

需要提醒的是，离退休人员在产生情感障碍时，往往会表现出身体的某种不适，经多种医疗检查后，也找不出确切的病因。因此，这些人员的痛苦或者是不被理

解，或者被认为是在装病，还有的被家属视为重病号，照顾得细致入微，这些都容易导致患者缺少交流对象，情感不稳定性增加。因为没有从根本上找到病因，他们往往将求助对象转移至医生处，对与医生交流的需要非常迫切。对于他们来说，就医过程很重要，希望能有更长的时间与医生交流、诉说，在一位专家那里满足不了心理需求时，又会寻求另一专家，继而形成反复的就医行为。因此，当离退休人员出现上述的有关症状时，应当考虑是否发生了心理上的情感障碍，尽早寻求心理支持。

2. 离退休综合征

离退休综合征是指部分中老年人在离退休后不能适应社会角色、生活环境和生活方式的突然改变，而出现焦虑、抑郁、悲哀、恐惧等消极情绪，产生偏离常态的行为的一种适应性心理障碍，这种心理障碍往往还会引发其他生理疾病、影响身体健康。

据相关调查统计，有 1/4 的离退休人员会反映出不同程度的离退休综合征症状。离退休综合征是一种复杂的心理异常反应，主要表现在情绪和行为两方面。患上离退休综合征的中老年人一般会出现以下症状：性情变化明显、闷闷不乐、郁郁寡欢、不言不语，或者急躁易怒、坐立不安、唠唠叨叨；行为反复或无所适从；注意力不能集中，做事经常出错；对现实不满，容易怀旧，并产生偏见，其行为举止明显不同于以往，给人的印象是离退休前后判若两人。

患上离退休综合征的中老年人，大多已经进入中老年期，机体正处于逐渐衰老、退化阶段，如果不能很好地进行心理上的自我调整，就很容易使心理上的不适转向内在生理上的应激状态，如大多数当事者都伴有失眠、多梦、心悸、阵发性全身燥热等症状。这种性情和行为方面的改变往往可以引起一些疾病的发生，原来身体健康的人会患某些疾病，原来有慢性病的则会加重病情。

离退休综合征可能引发的主要心理障碍有以下方面：

无力感 许多离退休人员不愿离开工作岗位，认为自己还有工作能力，但是社会要新陈代谢，必须让位给年轻一代，离退休对于离退休人员实际上是一种牺牲。面对“岁月不饶人”的现实，离退休人员常感到无奈和无力。

无用感 在离退休前，一些人事业有成，受人尊敬，掌声、喝彩、赞扬不断，一旦退休，一切化为乌有，由有用转为无用，如此反差，离退休人员心理上便会产生巨大的失落感。

无助感 离退休后，人们离开了原有的社会圈子，社交范围变狭窄，朋友变少，孤独感油然而生，要适应新的生活模式往往使离退休人员感到不安、无助和无所适从。

无望感　无力感、无用感和无助感，再加上身体的逐渐老化、疾病的不断增多，都非常容易导致离退休人员对于未来的生活感到没有希望，甚至感到绝望，产生无望感。

当然，并非每一个离退休人员都会出现以上情形，离退休综合征形成的因素是比较复杂的，它与每个人的个性特点、生活形态和人生观有着密切的关系。

一是个性特点。平时工作繁忙、事业心强、好胜、善于争辩、严谨和固执的人易患离退休综合征，因为他们过去每天都紧张忙碌，突然变得无所事事，这种心理适应比较困难。相反，那些平时工作比较清闲、个性比较散漫的人反而不容易出现心理异常反应，因为他们离退休前后的生活节奏变化不大。

二是个人爱好。退休前除工作之外无特殊爱好的人容易产生心理障碍。这些人退休后失去了精神寄托，生活变得枯燥乏味、缺乏情趣、阴暗抑郁。而那些退休前就有广泛爱好的中老年人则不同，工作重担卸下后，他们反而可以充分享受闲暇爱好所带来的生活乐趣，有滋有味，不亦乐乎，自然不易出现心理异常。

三是人际关系。人际交往不良，不善交际，朋友少或者没有朋友的人容易引发离退休障碍。这些中老年人经常感到孤独、苦闷，烦恼无处倾诉，情感需求得不到满足；相反，中老年人如果人际交往广，又善于结交新朋友，心境就会变得比较开阔，心情开朗，消极情绪就不易出现。

四是职业性质。离退休前是拥有实权的领导干部，在离退休后易患离退休综合征。因为他们要经历从前呼后拥到形单影只的巨大心理落差，比较难以适应。其次，离退休前没有一技之长的人也易患此病症，他们如果想老有所为、发挥余热往往不如那些有技术的人容易。

五是性别因素。通常男性比女性更难适应离退休的各种变化。中国传统的家庭模式是“男主外、女主内”，男性退休后，活动范围由“外”转向“内”，这种转换比女性明显，因而也较难维持心理平衡。

3. 老年期空巢综合征

“空巢”家庭，一般是指子女长大成人之后从父母家中相继分离出去，只剩下老年一代独自生活的家庭。“空巢期”是家庭生命周期的一个阶段。“空巢家庭”的确认，主要有两个标准：一个是年龄标准，一般来说，指60岁以上的老人；另一个是“空巢”标准，即没有子女或者子女不在身边。

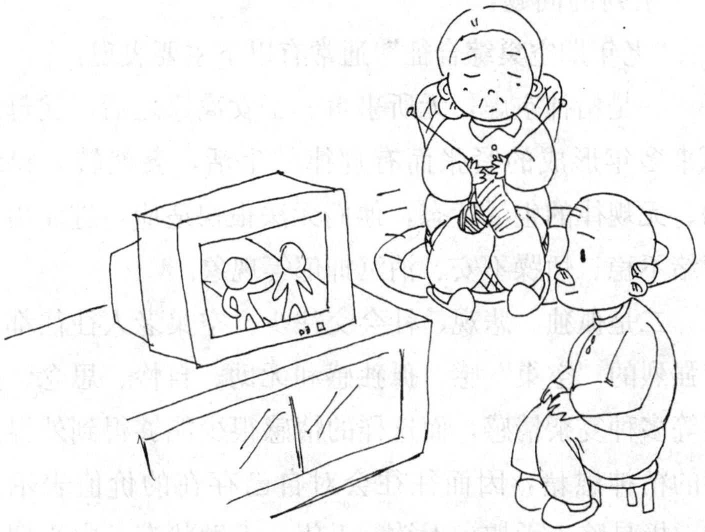

老年期空巢综合征具体就是指中老年人在子女成家立业独立生活之后，由于适应不良而出现的一种综合征，在中国精神疾病分类中属于适应障碍的一种，是离退休人员中常见的一种心理危机。

人的一生要经历多个阶段，可以说，除了幼年期之外，老年期是人生最脆弱最无助的时候。在老年期，人的身体机能退化，社交相对减少，心理也会发生相应的变化，同时也面临着社会角色的转变：从有权有职、忙忙碌碌到无权无职、无所事事，从为社会做贡献到颐养天年。此时，尤其需要来自外界的接触和帮助，而空巢老人却因为种种限制，不能及时、足够地获得这些所需要的资源，由此会产生一系列的问题。

“老年期空巢综合征”通常有以下主要表现：

一是精神空虚，无所事事。子女离家之后，父母从原来多年形成的紧张而有规律的生活，突然转入松散的、无规律的生活状态，他们无法很快适应，进而出现情绪不稳、烦躁不安、消沉抑郁等现象。

二是孤独、悲观、社会交往少。空巢老人往往都会有强烈的“空巢”感、孤独感和无助、自怜、思念、失落等多种复杂情感，而这样的情感很少能够得到外界足够的精神慰藉，因而往往会对自己存在的价值表示怀疑，极易陷入无趣、无欲、无望、无助状态，内心惆怅孤寂，行为更加退缩，很少与社会和他人交往，甚至出现自杀的想法和行为。更严重的，则可能直接引发高龄老人犯罪事件。

三是躯体化症状。受“空巢”应激影响产生的不良情绪，可导致一系列的躯体症状和疾病，如失眠、早醒、睡眠质量差、头痛、乏力、食欲不振、心慌气短、消化不良、心律失常、高血压、冠心病、消化性溃疡等。

患上“老年期空巢综合征”的离退休人员，尤其是一般企业退休员工往往最为担心的还是最基本的生活问题，如社会保险的养老待遇问题、医疗保健的费用问题等，实质上就是特别关注自己怎样能老有所终、老有所养、病有所医。

4. 老年期高楼综合征

所谓老年期高楼综合征，又称之为老年期高楼症候群，是指中老年人因长期居住在城市的高层楼房里，与外界很少接触，也很少到户外活动，从而引起一系列生理上和心理上的异常反应。

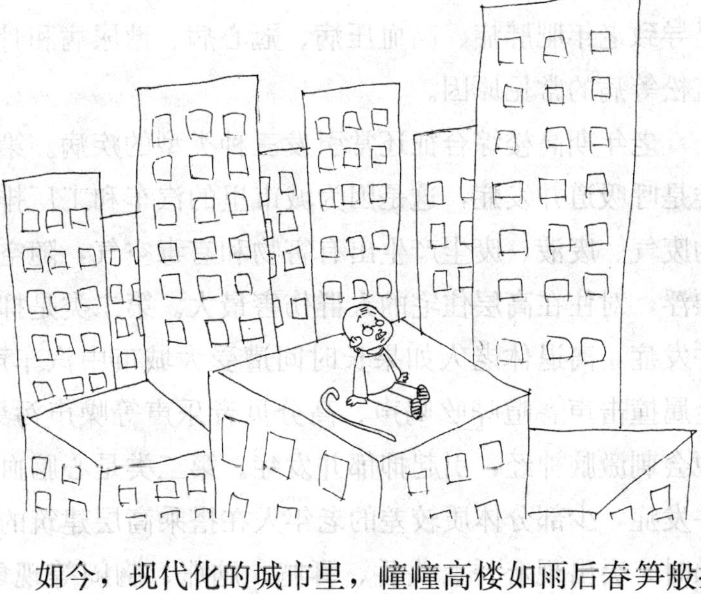

如今，现代化的城市里，幢幢高楼如雨后春笋般拔地而起，十分气派，这是当今社会人口快速增长、都市化快速开发而产生的必然后果。高层建筑的最大优点在于节约土地、密集人口，但是高层建筑也给人们的生活，尤其是长期居家的中老年人的生活带来了许多新的问题。如高楼建筑群之间往往间距过窄，高楼低层的居室常得不到充足的阳光照射，自然通风受到影响，容易遭遇垃圾污染等。再加上封闭的单元式防盗结构，邻居之间互不往来。久居高楼独自在家的中老年人，因此常常会被一种莫名的身体不适所困扰，这其实就是身心健康专家所说的老年期高楼综合征。

老年期高楼综合征的常见症状是：四肢无力，脸色苍白，体质虚弱，消化不良，适应能力差，不合群。它是导致老年肥胖症、高血压病、冠心病、糖尿病和骨质疏松等病的常见原因。

老年期高楼综合征还常引发三种类型的疾病。第一类是呼吸道并发症，这是因为城市里的汽车和工厂排放的废气、废液、废尘产生出有害物和有毒空气，随空气漂浮，对住在高层住宅的人群伤害最大。第二类是抑郁并发症，离退休老人如果长时间遭受大城市中汽车声、金属撞击声、喧哗吆喝声、高分贝音乐声等噪声污染，便会刺激脑神经，引起抑郁并发症。第三类是心脑血管并发症，少部分体质较差的老年人在搭乘高层建筑的电梯时，会出现心悸、头昏、耳鸣、脑胀、胸闷等现象，引发心脑血管并发症。

克服和治疗老年期高楼综合征的主要措施，就是要让久居高楼的中老年人经常走出高楼，走向户外，走近大自然，多与人交往，多参加各种有益的社会活动，尤其是可以根据自己的爱好、条件和体力选择参加各种体育锻炼活动，增大户外活动量。

三、离退休人员心理健康判断及自我调适

影响中老年人心理健康的因素是多方面的，了解这些因素的构成，了解心理健康的自我评价标准，掌握缓解心理压力的方法，在日常生活中注重对心理健康问题的自我调适、自我保养，才能使离退休人员始终保持自己的身心健康，有效地避免因心理疾病而引发的生理疾病，使离退休生活过得健康、轻松、快乐，而且积极向上、充满生机、富有情趣。

（一）影响离退休人员心理健康的主要因素

1. 生理因素

人到中老年，大脑和其他生理机能开始自然退化。如果此时能有效延缓大脑衰老，保持生理机能正常运转，无疑能促进人的心理健康。如果大脑衰老过快、生理机能衰退严重，或者个人不能很好地调适自己，就有可能导致心理上失常。

2. 环境因素

人的心理健康与否，与环境有直接的关系。如果生活在一个良好和谐的环境里（包括居住环境、家庭环境、人际交往环境等），人的心理就会因有一个良好的外部环境而保持健康。如果生活在一个经常受到恶性刺

愁一愁，白了头，天天发愁，添病减寿

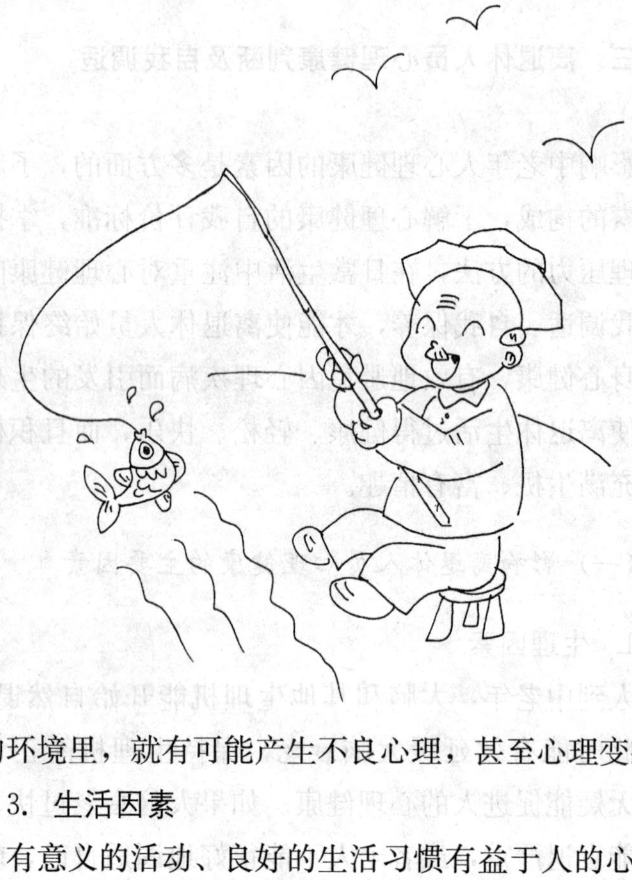

激的环境里，就有可能产生不良心理，甚至心理变态。

3. 生活因素

有意义的活动、良好的生活习惯有益于人的心理健康，如果养成了一些不健康的生活习惯，或参与一些不良活动，如赌博、酗酒等，就会损害人的心理健康。

4. 文化因素

一个人具有较高的文化素养，一般就会对人生有一个正确态度，就能不断地从外在去寻求激励的力量，不断地从内心提高自身的修养，妥善处理人生道路上遇到的一切挫折和不幸，而不会因意外情况的产生而导致心理失常。

（二）中老年人心理健康的基本判断标准

对于中老年人心理健康标准，国内外许多专家学者都各自有不同的具体标准。根据我国中老年人的实际情况，多数临床专家认为，一个心理健康的中老年人，最为重要的就是在说话办事、认识问题、逻辑思维、人际交往等方面都处在正常状态之中。通常可以把下列五个方面作为判断中老年人心理是否属于健康状态的基本尺度。

1. 有正常的思维、良好的记忆

即中老年人在判断事物时，基本准确，不发生错觉；在回忆往事时，记忆清晰，不发生大的遗忘；在分析问题时，条理清楚，不出现逻辑混乱；在回答问题时，能对答自如，不答非所问；在平时生活中，有比较丰富的想象力，并善于用想象力为自己设计一个愉快的奋斗目标。

2. 有健全的人格

即中老年人的情绪稳定，能够正确评价自己和外界的事物，积极的情绪多于消极的情绪，能够控制自己的行为，办事较少盲目性和冲动性。在遇到外界事物的强烈刺激和困难时，意志力表现坚强，能沉着地运用自己

日出东海落西山，喜也一天，忧也一天

的经验和能力去加以克服。在悲痛时能找到发泄的方法，而不至于被悲痛所压倒。在欢乐时能有节制地欢欣鼓舞，而不是得意忘形和过分激动。

3. 有良好的人际关系

乐于帮助他人，也乐于接受他人的帮助。在家中与老伴、子女、儿媳、女婿、孙子等都能保持情感上的融洽，能得到家人发自内心的理解和尊重。在外面，不管是过去的老朋友还是现在新结识的朋友，都能与之保持良好的关系。对他人、对自己都不过分要求，始终抱着与人为善的态度与人交往，无论在什么群体内，都有集体荣誉感和社会责任感。

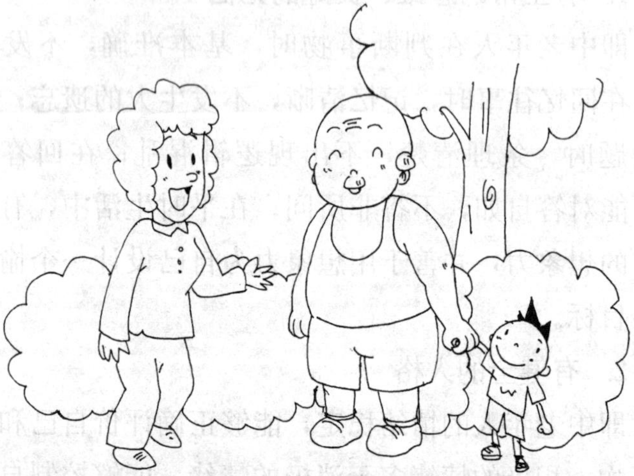

4. 能正确地认知社会

如对社会的看法、对国内外形势的分析、对社会道德伦理的认识等，都能与社会上大多数人的态度基本保持一致，而不是这也看不习惯、那也看不顺眼，能平和地接纳他人，很自然地融入社会，与时代的发展同步。

5. 能保持正常的行为

能坚持正常的生活、工作、学习、娱乐等活动，正常地从事一些力所能及的家务劳动，参与一些与人交往、相互合作或对外联系等社会活动，在日常生活和社会活动中的行为，符合自己在各种场合的身份和角色。

（三）离退休人员提升自我心理健康水平的方法

作为离退休人员，一定要能够把握自己作为中老年人的生理特点、心理状况以及个人随社会变化而变化的现实状况，依据中老年人心理健康发展的重要性，来做好自己的心理健康保养，不断提升自己的心理健康水平。为此，可以从以下几方面进行。

1. 保持身体健康

保持健康的身体，正确评价自己的健康状况，对健康持有乐观态度，是提升离退休人员心理健康发展水平的一个重要选择。

身体健康、行动自如，是中老年人生活的基本保障，也是保持心理健康的基础条件。对于已经离退休的中老年人而言，名誉地位已不再像以前那样具有重要的

重视健康，淡泊钱财，生不带来，死不带去

现实意义了，有一个健康的身体，行动方便，能随心所欲地参加家务劳动和社会活动，才是自己最大的幸福。随着年龄的增长，因衰老和体弱多病带给中老年人的种种身体不适会逐渐显现，也会因此直接影响离退休人员的心理健康。如由于患病行动不便，社会交往就会减少；因经常看病，医药费用开支增加，使实际生活水平下降；因长久生病引起某些儿孙的厌烦冷淡等，都有可能增加中老年人的孤独、寂寞、悲观失望、自叹自怜和厌世之感，心理健康也就难以维持，更难有幸福愉快可言。

但对于中老年人的幸福来说，对自身健康状况的自我评价，比实际的健康状况更具重要意义。这种自我评价包括两个标准，即实际健康水平的高低和对疾病不适感的态度。自我健康评价高的中老年人，其幸福感远高于自我评价低者，而自我健康评价低的中老年人，由于对疾病过分担心，对衰老和死亡多有恐惧之感，对疾病的感受性增强、免疫力下降，整日忧心忡忡，悲观消极，非常不利于中老年人的身心健康。

健康对中老年人幸福的影响比经济水平的高低更重要。据研究发现，虽然是低收入的中老年人，如果对自我健康水平评价高，则其晚年的幸福感也高，“乐天安命，怡然自得”。相反，即使是很富裕的老人，如对自我健康水平评价低，虽然物质丰富，幸福感却不一定多。

2. 维持与社会接触

国内有关调查表明，有1/3的中老年人不愿意离退休，健康的离退休人员中，有50%的人希望继续工作，这是因为从工作岗位上退下来的中老年人都知道社会生活的重要性。调查还反映，1/3的离退休人员有自己的兴趣和爱好活动，兼职兼差，充当顾问，或从事某些公益活动。46.2%的中老年人认为工作或劳动是为社会尽责，27%的中老年人认为工作会使他们愉快，24.6%的中老年人把工作视为获得经济上补偿的途径。这些统计数字表明，中老年人非常愿意通过参加各种社会工作，体现自己的人生价值，摆脱空虚感和孤独感，得到社会及他人的肯定和尊重，以求得精神上的充实与愉快。

人是具有社会性的，在离退休的生活中，维持与社会的接触，保持与人交往，通过参与各种社会活动，从中获取信息，扩大交流，寻找精神寄托和生活的动力，是离退休人员保持身心健康的重要内容。

维持与社会的接触有多种方式和途径，有的离退休人员可利用自己的一技之长，继续发挥余热，使自己对社会有更多贡献，体现老有所为。大多数离退休人员还可利用新的社会身份接触社会，发展自我。近年来各种各样的老年大学、培训班，让离退休人员的学习热情高涨，他们在其中结识了许多新的朋友，扩大了与外界的交流，有了更多的生活乐趣，也增强了中老年人的自信

权势是暂时的，健康是长久的

心。所以，始终维持与社会的接触，是中老年人心理健康选择不可缺少的内容之一。

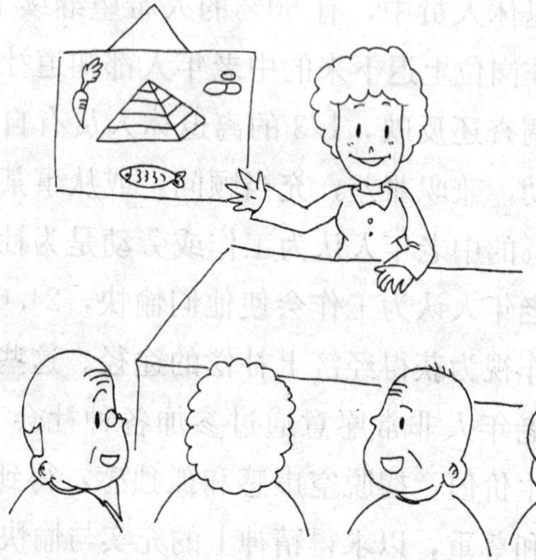

3. 有独立支配的基本经济保障

有无经济收入和经济收入的多少，关系着离退休人员在家庭中的地位，也直接影响着中老年人的晚年幸福。随着我国社会经济的发展，以及社会保障水平的提高，离退休人员不仅都享有基本生活保障，而且养老保险水平也在逐步提高。但不可否认，目前还有一些养老金水平较低的退休工人，因为没有额外的经济收入作补充，子女也不能给予更多的帮助，仍会因通货膨胀、物价上涨等因素，使生活水平受到影响，因此造成这部分人员对晚年生活保障的担心。所以有条件的离退休人员，在身体条件允许的情况下，完全可以依托自己的职业技能优势，发挥自己的特长，来改善自己的经济条件，使自己能有足够的稳定的经济来源维持自己的晚年生活。

但经济收入并不是人们获得健康幸福的唯一条件，在基本生活得到较充分保障的前提下，人们对于幸福的感受就不再与经济收入的多少成正比了。富人有“富并郁闷着”的苦恼，穷人有“穷并快乐着”的幸福。对于中老年人来说，清静、悠闲、平淡、健康、充实的生活，也许才是最令人向往的幸福生活。

4. 保持家庭生活的和睦

现在有一个流行的说法，人在离退休后，要有“四老”，即一个老伴儿，一个老窝，一点老本，一群老友，即“有个老伴儿共白头，有点老底手头宽，有个老窝好安身，有群老友好聊天”，这样中老年人的晚年生活才能过得有滋有味。一个温暖和睦的家庭，对于提升中老年人身心健康水平，是有重要作用的。

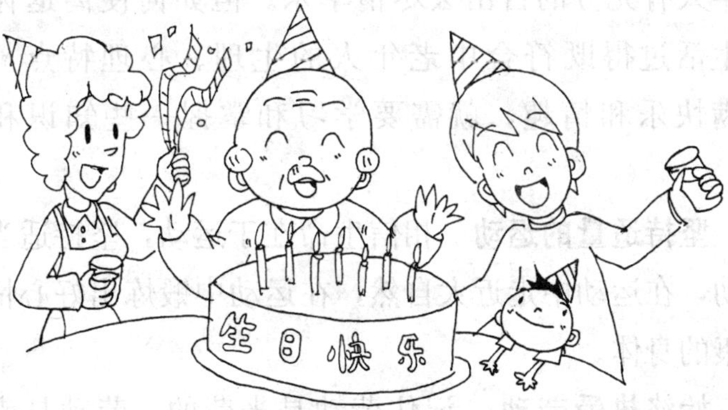

三天不吃青，两眼冒金星

我国有句老话说“妻贤夫祸少，子孝父宽心”，讲的就是“家和万事兴”。当然，在现代社会中，这个道理对男女都一样。离开工作岗位，回归家庭的中老年人，能得到老伴的关心体贴，得到子女的安慰照料，有病能及时诊治，经济上有保障，就会感到家庭温暖，就会享受到天伦之乐。保持家庭的健康、和睦，需要家庭成员的共同努力。离退休的中老年人，要放下原来的社会身份，回到做父母、爷爷、奶奶的角色上来，学会与儿女相处，学会与老伴相处，多宽容，少唠叨，不为家庭琐事烦恼，多与家庭成员沟通，共同承担家务，共同分享快乐，这样才能不断促进自己的身心健康。

5. 让生活富于情趣

生活的绚丽多彩，能使人身心愉悦。离退休之所以成为人生的“第二春岁月”，就是能够让离退休的中老年人有充分的自由去尽情享乐。但如何使离退休后的生活过得既符合中老年人的生理、心理特点，又充满快乐和情趣，就需要学习和掌握一些知识和技巧。

坚持适量的运动　相信生命在于运动，坚持适当的运动，在运动中走近大自然，在运动中锻炼出好心情和健康的身体。

始终热爱劳动　记住劳动是光荣的，劳动是幸福的，劳动也是美丽的。劳动不仅可以松筋骨，还可使人享受劳动成果。不管是做家务劳动，还是尽己所能参加公益劳动，都能体会到其中的乐趣。

培养兴趣爱好　始终有一颗童心，保持对新鲜事物的兴趣，培养自己的爱好。要根据自己的文化、爱好和条件，自由选择琴棋书画或栽花、养鸟、钓鱼、体育锻炼等，只要参与其中，就能体会到生活的乐趣，还可陶情冶志，养生益寿。

多交善交朋友　要多与外界联系，不断结识新朋友，也不忘老朋友。在与朋友的交往中，能减少孤独空虚感，抒发交流感情，互相安慰鼓励，学习生活经验，体会真挚友谊。

继续努力学习　活到老，学到老，用到老，才能心不老，才能聪明到老。要关心国家大事，读书、看报、上网，不断了解社会，不断更新知识。

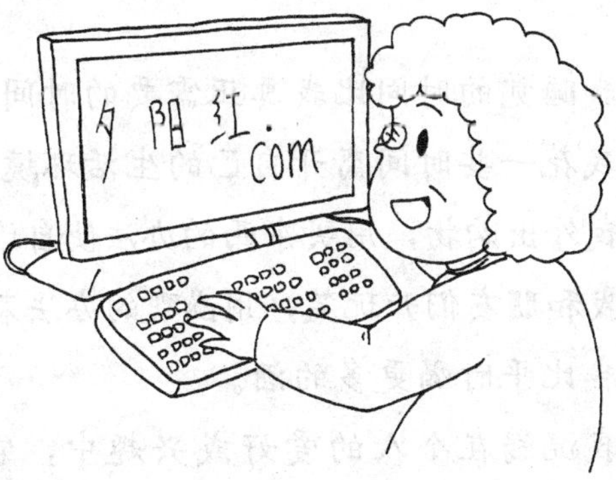

（四）离退休人员缓解心理压力的通用对策

应对策略之一：进行自我测试

以下列出的是一些应对压力事件的比较常用的办法，哪些是自己的行为特征或者是常用办法，请注上标记。

（1）我忽略自己的需求，只是埋头做事，拼命做事。

（2）我寻找朋友进行交流并获得他们的支持。

（3）我比平时吃更多的东西。

（4）我坚持进行某种形式的体育锻炼。

（5）我通过发怒将周围的烦恼统统赶走。

（6）我花一定时间来自我放松，喘口气，做伸展运动。

（7）我抽支香烟，喝些含有咖啡因的饮料。

（8）我敢于找到压力的根源，并通过努力改变它。

（9）我收回自己的感情，远离人群只做自己的事情。

（10）我改变自己对问题的看法，以求更加透彻地看待它。

（11）我睡觉的时间比我真正需要的时间长。

（12）我花一些时间离开自己的生活环境。

（13）我外出购物，用买东西的办法使自己感觉良好。

（14）我和朋友们开玩笑，用幽默的办法来化解忧郁。

（15）我比平时喝更多的酒。

（16）我沉溺在个人的爱好或兴趣中，它使我放松并感觉良好。

（17）我用药物来使自己放松或者改善睡眠。

（18）我让自己保持健康的饮食。

（19）我只是忽视问题，并且希望很快地过去。

（20）我喜欢思考，不断丰富自己的精神生活。

（21）我常常对存在的问题担心，害怕去做任何触及它的事情。

（22）我集中精力对付那些我能够控制以及能够接受的事情。

以上各项条目中，序号为偶数的条目是一些更具有建设性的策略，而奇数的条目则趋向于消极应对压力的策略。如果选择的是奇数序号的条目，就应该考虑对自己的思考方式和行为方式做些改变，尝试着采用过去没有采用过的偶数序号策略的方法。

应对策略之二：学着“不必在意”

不必在意放松自己　离退休以后，最大的改变就是生活方式的改变。有的中老年人刚离退休时，特别不适应这种闲赋的生活，虽然每天不需要按时上下班，没有工作的压力了，但还是要把离退休的日子安排得满满的，不能让自己松懈下来。其实，之所以要建立离退休制度，就是因为人上了年纪，需要过一种比较轻松而闲暇的生活，以更好的安度晚年。合理地放松自己，让生活张弛有度，才能让日子过得充实而惬意。

不必在意无事可干　许多中老年人退下来以后，总觉得不干工作了，就无所事事，精神上比较空虚。其实，快乐之事就在身边，带带孙子，做做饭菜；栽花养草，舞文弄墨；看看书报，听听新闻，串串门，聊聊天，这些都是可以做的事，要知道日子本来就该是丰富多彩的，轻轻松松也是真实的生活。

不必在意清规戒律　离退休的中老年人，日常的饮食起居仍然应当有一定的规律，但是又不必完全被清规戒律所约束，而应做到随遇而安、顺其自然。饿了就吃，不一定非要一日三餐；困了就打个盹，不必只限于午睡夜眠；有兴趣就尽情玩，不要怕别人说。偶尔的放松，有可能舒缓人们紧张压抑的情绪，有利于身心健康；而太刻意追求有规律的生活，会让人的生活变得单调、呆板，少了许多自由和乐趣。

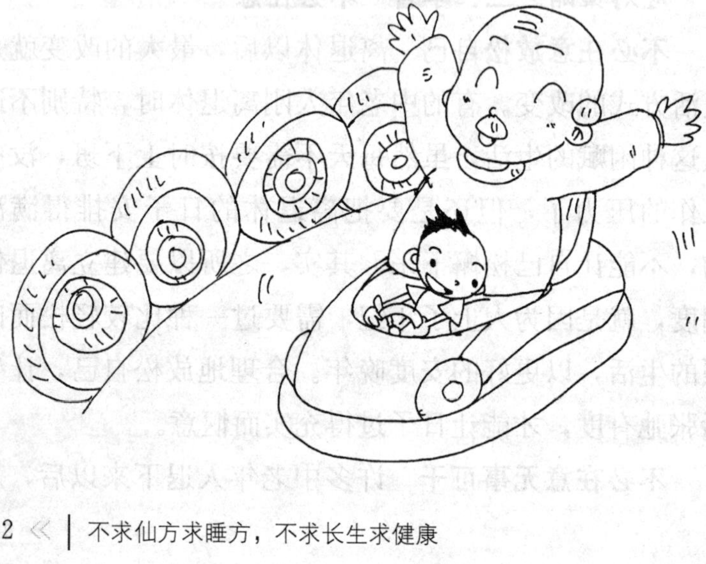

不必在意功名利禄　人的一生难免会被金钱、名誉、地位、权力所累。离退休后的中老年人，最应当放下的就是功名利禄。一切都已过去，一切都已“归零”。静下心来想一想，年轻时为了事业，为了名利而奔波劳累，身不由己。退下来后，就应当为了自己身心的健康，彻底淡泊名利，回归真实、质朴的生活，获得身心的愉悦。

不必在意药品相伴　中老年人常有各种不同的慢性病，家中有许多药品，日日与药品相伴，是一种常见的现象，不必太在意。有的离退休人员认为整天与药品为伴，就意味着疾病缠身，因此，或者是有病扛着，不及时就医，或者是就医后也不遵医嘱服药。其实人体就像一部终日运转的机器，几十年的运转，有点磨损，有点老化，非常正常。保养一下，加加油，正是为了更好地生活和工作。所以，不仅患有慢性病的中老年人要遵从医嘱，与药品相伴，每个家庭中也应有一些备用药用于保健。

不必在意说“老”　人到老年，最忌讳说“老”和谈论死亡。但人逐渐走向衰老直至死亡，是一个不可抗拒的自然法则。对此，我们要既服老又不服老，服老，就是要看到自己的年龄和身体现状，不去和年轻人比，不去做力所不能及的事；不服老，就是要永远保持一颗年轻的心和积极向上的生活态度，正确对待衰老，直面死亡，这才是正确的态度。

应对策略之三：妥善处理冲突

避免争执 每个人都遇到过与朋友、家人或同事在某个问题上产生冲突的情况，争执往往会造成一定的心理压力。老年人对于一些无关紧要的日常家庭琐事，不涉及原则的不同观点或意见等，大可不必非去争个输赢。

处理冲突 对于避免不了的冲突，要谨慎地选择语言，用平和、平缓、平静的方式去解决，据理力争，以理服人，而不要“以老压人”“以势压人”。要用冷静、克制、自信的态度去处理冲突，缓解因冲突带来的不可避免的压力。处理冲突的一个技巧叫“保持中性”，即换一种说话的方式，去掉谈话中容易引起对方反感或引起冲突的内容。通过重新组织谈话内容而避免冲突，用不同的方式收到同样的效果。

应对策略之四：学做三件事

学会“关门” 即学会关紧“昨天”和“明天”这两扇门，过好每一个“今天”。有人说得好，人生只有三天，昨天、今天和明天。昨天已经过去，明天还没有来临，我们能够抓住的，唯有今天。现在有一个流行的词，叫做“活在当下”，就是告诉人们，不要总是去回忆昨天，也不要去担忧明天，要牢牢把握住现在，好好地活在今天。这对于离退休的中老年人来讲更为重要，每一个今天过得好，就是一辈子过得好。为每一个今天而努力，应成为中老年人幸福生活的准则。

学会计算　即学会计算自己的幸福和计算自己的成就。计算幸福会使自己越计算越幸福，计算成就会使自己越计算对自己越有信心。离退休人员对自己走过的人生之路，应当有一个正确的估价，因为幸福和成就是不能用金钱计算的，也不是能用名誉、地位来衡量的。曾经的情感、经历的往事、工作的辛劳、成功的喜悦，甚至遭遇的挫折等，都会让我们的人生之路沉甸而厚重，都是我们的宝贵财富。在个人成就的天平上，普通工人制造的螺丝钉和科学家的研究成果是等值的，而在幸福的感受上，平民百姓与百万富翁之间也可以没有任何差距。

学会放弃　人的一生中，总有一些事不如意。对于经过努力仍不能完成的愿望或不能达到的目的，要学会放弃。汉语中有一个非常好的词，叫“舍得”。世界上的事情总是有“舍”有“得”，先有“舍”后有“得”。有时放弃了，让一切顺其自然，也许反而会得到；即使不能得到，只要我们尽力了，心里的压力就会减轻，生活也就会更快乐了。

应对策略之五：记住三句话

“算了！”　即指对于一个无法改变的事实，最好的办法就是接受这个事实。这其实也就是前面所说的，要懂得放弃，及时地从无法改变的事实中抽身而出，急流勇退，坦然地接受客观存在的现实，用良好的心态去面对新的生活，而不用宝贵的精力去做无用功，不把有限的时间耗费在无意义的事情上。

“不要紧!” 即不管发生什么事情，都要对自己说：“不要紧!”遇到问题，重要的是想办法解决。遇到困难，沉着镇定，要给自己积极的心理暗示，不管发生什么事情，相信自己都能解决，因为办法总比问题多。积极乐观的态度是解决任何问题和战胜任何困难的第一步。

“会过去的!” 不管雨下得多大、下了多久，都要对天会放晴充满信心，因为天不会总是阴的。自然界是这样，人的生活也是这样。无论遇到什么样的艰难险阻，时代总会前进，社会总要发展，正如人们常说的“不管发生什么事，生活仍然要继续”。所以，不管遇到什么困难，都要勇于面对，要始终保持信心，相信一切都会过去的。

应对策略之六：少管闲事、少生闲气、少说闲话

少管闲事 几十年的工作经历，不少离退休人员都有强烈的责任感，习惯于多管事、管闲事。单位的事管不了，就开始管家中的大事小事。儿女的工作、婚姻，孙辈的吃穿用等，处处都不放心，件件都干预。但结果常常是费力不讨好，儿孙不买账，自己也心烦。其实，中老年人离退休以后，必须认识到自己的体力和精力都大不如从前，重要的是管好自己，照顾好自己。“老来万事等闲看，圆缺阴晴顺自然”。不要怕“大权旁落”，要学会“乐得清闲”。所以，少管闲事，不管闲事，才能自得其乐。

少生闲气　人活在世上，活的就是精神。快乐是一天，气恼也是一天。虽然“人生不如意事十之八九”，但毕竟还是应该“不思八九，常想一二”。有的中老年人总喜欢与别人比高低、争输赢，与人闲聊时为一点小事就争论不休，闹得不欢而散；与人对弈，又常为一盘棋的输赢、一个球的得失而大发脾气、长吁短叹。这样一来，自己活得不开心，弄得别人也不高兴。其实，人生在世，“忍一时风平浪静，退一步海阔天空”。已离退休的中老年人，早已有了丰富的生活经历，就应当看清世间闲事，悟透短暂人生，多点生活的智慧，少生不必要的闲气，才能活得潇洒、超脱。

少听闲言　在离退休生活中，涉及国家大事、工作业务的事情少了，接触家庭琐事的时候多了，喝茶聊天中，更容易听到的是“东家长西家短”的闲言杂语，口舌是非也常常由此而生。闲言很易蔓延，也很容易伤人。对此，离退休的中老年人，应记住“闲聊莫论是非”和“流言止于智者”的古训，对闲言不听、不信、不传。尊重别人的隐私，保持自己的清白，是一种修养、一种境界，也是一种人格品位。

知足者常乐，能忍者自安，忍饥者长寿，耐寒者体健

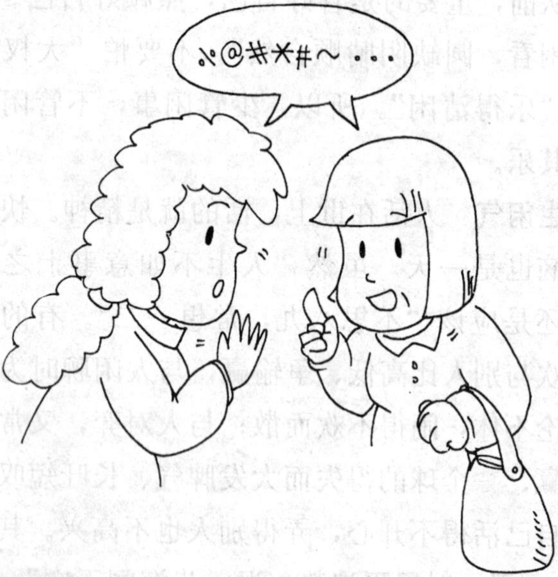

应对策略之七：助人为乐、知足常乐、自得其乐

助人为乐　春风得意之时，要多去助人为乐。有条件有能力去帮助别人，是人生的一大快事。离退休后，中老年人能够尽己所能，多去帮助他人，不仅能让自己的心灵得到净化，还能排解因离退休带来的孤独空虚，享受到助人的快乐。

知足常乐　日子平淡之时，要懂得知足常乐。人生一世，比上不足，比下有余，古往今来，莫不如此。自己能从工作岗位平安地退下来，不愁衣食住行，儿女长大成人，就应该逍遥自在，安度晚年，知足并乐在其中，没有必要去和别人攀比。

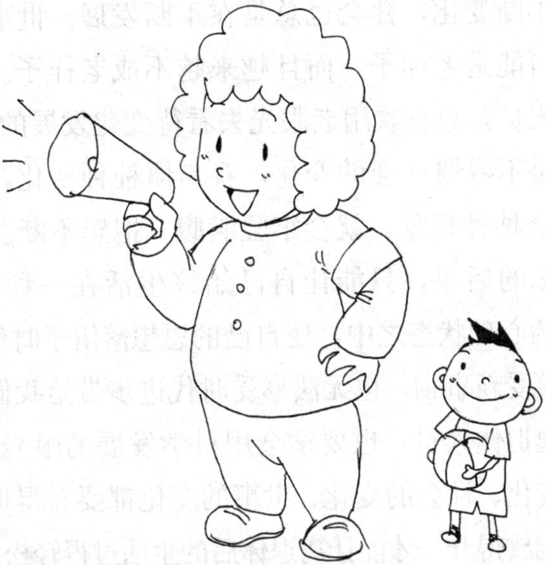

自得其乐　当身处逆境之时，要学会自得其乐。每一个人都会有遭受挫折的时候，但要相信生活是公平的。不会有人永远一帆风顺，也不会有人永远霉运当头。人到中老年，经风雨、见世面，早已在社会浪潮中搏击多年，即使在逆境之中，也应懂得“坚持就是胜利”，学会在自得其乐中坚定信心，寻找机会，最终就会“拨开乌云见太阳”。

应对策略之八：看得惯、想得开、忘得快

离退休人员要使自己始终保持心态平衡、精神愉快、心胸开阔、性格开朗，就需记住三句话：一要看得惯，二要想得开，三要忘得快。

看得惯　社会历史发展的客观规律告诉我们，事物总是在不断变化，社会也总是在不断发展。世事变化之后就不可能是老样子，而且越来越不成老样子。可有的离退休人员，总喜欢用老眼光去看待变化发展的新事物，因而总是不习惯社会的变化，看不惯种种变化，一说到如今社会种种现象，就会牢骚满腹、抱怨不断。这种看不惯带来的后果，只能让自己始终生活在一种不愉快、不健康的心理状态之中，使自己的思想落伍于时代，不能主动去接受新事物，也无法享受时代进步带给我们的美好生活。离退休人员，也要学会用科学发展的眼光看世界，对人的变化、社会的变化、世事的变化都要看得惯。看得惯，才能放得开，才能让离退休后的生活过得轻松洒脱。

想得开　人会变老是自然规律，人老后就要离退休，这是社会规律，这些规律是个人改变不了的，对此一定要想得开。有的离退休人员从工作岗位上退下来后，人也变得小气。走在路上，别人没看见，就认为是因为自己退下来后没人理了。有的领导干部，过去常有人上门请示汇报或请客送礼，现在一看没有以前那么热闹了，就抱怨“人走茶凉”。其实“人走茶凉”也是常理。过去因为工作建立的人际关系，现在不工作了自然联系就少了；过去因为工作的职责职位而有的忙碌，现在退下来了自然也就冷清了。对这些应当想得开，想得开才能心宽，想得开才能心安。因此退下来后，要学会以宽阔的胸怀去对待生活中的世事，这样才能心态平衡，精神愉快地享受生活。

忘得快　对于以前的功过是非、恩恩怨怨，要学会忘记。不仅要忘记曾经有过的功劳，也要忘记曾施予过的恩赐。至于日常生活中所遇到的鸡毛蒜皮的小事，更是要统统将其抛之脑后。该放弃的放弃，该松手的松手，该让位的让位。忘记了才能心静如水，才能回归平常，才能轻松快乐。

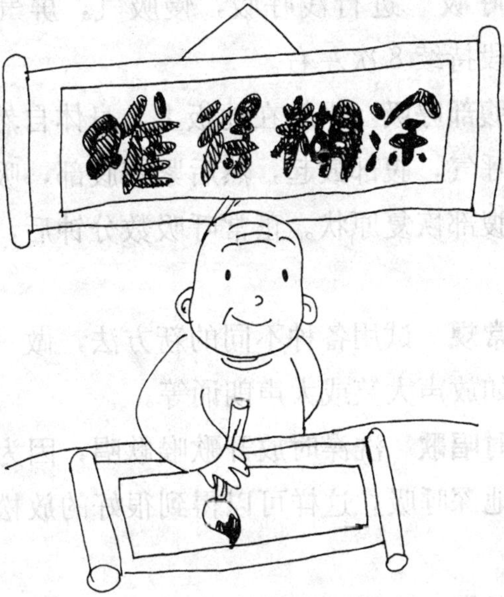

在离退休的生活中，也要学会忘记。人到中老年，心眼小，这是人的本能反应，稍有不顺心的事，就会联想成大不顺心，还会在心里积郁许久，造成更大的烦恼。人老了，“难得糊涂”很重要。对于日常烦心的琐事，一要不在意，二要快忘记，这才是安心养身之道。

宁吃好桃一口，不吃烂杏一筐

应对策略之九：十种有效的身心放松方式

善于打盹 学会在一切场合，如家中、野外、汽车里打盹，只需 10 分钟就会精神振奋。

善于想象 想象一个你所喜爱的地方，把思绪集中在所想象的事物上，并渐入佳境，由此达到精神放松。

学会自我保健按摩 紧闭双眼，用自己的手指尖用力地按摩前额和后脖颈处，有规律地向同一方向旋转。

善于呼吸 进行浅呼吸，慢吸气，屏气，然后呼气，每阶段持续 8 次左右。

学会腹部呼吸 平躺在地板上，身体自然放松，紧闭双眼，呼气，腹部鼓起，然后紧缩腹部，吸气，最后放松，使腹部恢复原状。正常呼吸数分钟后，再重复这一过程。

摆脱常规 试用各种不同的新方法，做一些不常做的事，比如放声大笑或大声朗诵等。

沐浴时唱歌 洗澡时放开歌喉歌唱，因为大声唱歌需要不停地深呼吸，这样可以得到很好的放松，使心情愉快。

培养兴趣 培养对各种有益活动的兴趣，如琴棋书画、唱歌跳舞、集邮摄影等，并能尽情地享受其中。

做伸展运动 伸展运动对消除紧张十分有益，可使全身肌肉得到放松。

全身放松 舒适地坐在一个安静的地方，双目紧闭，放松肌肉，默默地进行呼气吸气，以深呼吸为主。

（五）离退休人员常见心理问题的自我调适

1. 怎样克服由离退休角色转换所产生的不适应

第一，不断探索和追求，充实自己的生活。离退休人员在过去几十年的工作中，由于忙碌，无暇顾及自己的兴趣和爱好，离退休后可以充分地在自己感兴趣的领域中施展自己的才华，并以此来充实自己的生活。有一技之长的中老年人，则可充分发挥自己的余热，将自己的宝贵经验毫无保留地传给后人。

第二，克服消极情绪，重新安排晚年生活。离退休后的中老年人，一定要消除“无用”的悲观心理及消极情绪。要知道，随着科学的进步，人的寿命在逐渐延长，离退休不是生活的结束，而是人生第二个春天的开始，是一种新生活的开端。因此，要重新安排好自己的生活、工作、学习，活到老，学到老，做到老有所为，老有所学，老有所乐。

第三，改变旧有的生活环境，扩大人际交往。离退休人员不要自我封闭，不要离群索居，要扩大社会交往，应当努力创造尽可能多的与人交往的机会，密切人与人之间的联系，不要使自己的人际关系冷漠化。应该尽量增进两代人或三代人之间的相互了解和理解，如果有条件的话，尽量同自己的子女住在一起，帮助子女教育第

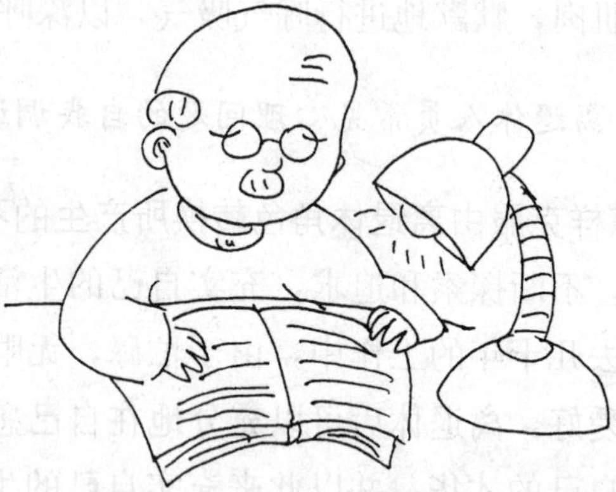

三代人，以寻乐趣。尽量地缩短与同代人之间的差距，不做脱离群众的“超人”，也不做不合群的“怪人”。从各个方面与同代人进行交往与沟通，相互学习，相互促进，多参加集体活动及各种公益活动，打破自我封闭的局面，并在人际交往中开阔自己的眼界，学习他人良好的性格，为自己性格的改造创造良好条件。要多交几个性格开朗的朋友，遇事多与朋友协商，取得朋友的热情帮助，而不要闷在心里。在交往过程中要结识新朋友，不忘老朋友，取长补短，互助互学，这样才有益身心健康。

第四，培养多方面的情趣。离退休人员可参加一些文艺、体育活动，如唱歌、跳舞、打太极拳、舞剑、打球、下棋、写字、作画、垂钓、养花、养鸟。这样可以陶冶情操，集中注意力，忘却孤独寂寞，帮助解除烦恼，使自己在群体中通过交流技艺和感情，消除失落感和孤独感。

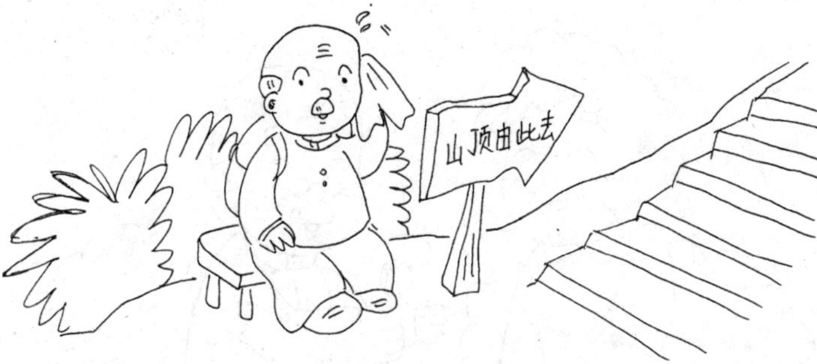

第五，生活起居要有规律。离退休人员因为摆脱了忙碌的工作，进入一个轻松自由的休养环境，生活会变得不规律。规律的生活对人的身心健康十分重要，中老年人也不例外。所以，离退休人员也需要给自己安排一个切实可行的作息时间表，将生活安排得井井有条，这样可消除失落感和孤独感。

第六，结交伙伴。丧偶后的中老年人孤独感较为严重，所以应结交适宜的异性伴侣，待感情成熟后，结合在一起，相敬相爱，这是克服和防止孤独的一个有效办法。离退休人员在再婚问题上即使遇到一定的阻力，也应积极去争取，尤其是无子女的老人丧偶后更应寻找新的生活伴侣。对于那些无子女又不想再婚的老人，可到养老院去生活，这样可以找到伙伴，缓解孤独。

第七，在情绪低落时，应多寻求帮助。离退休人员在离退休后，随着社会地位的改变，经济收入的降低，朋友交往的减少，生活上较为单调，常会有孤独感及失落感，从而情绪低沉，精神空虚，心情烦躁，郁郁寡

天天吃大枣，青春永不老；五谷加大枣，胜过灵芝草

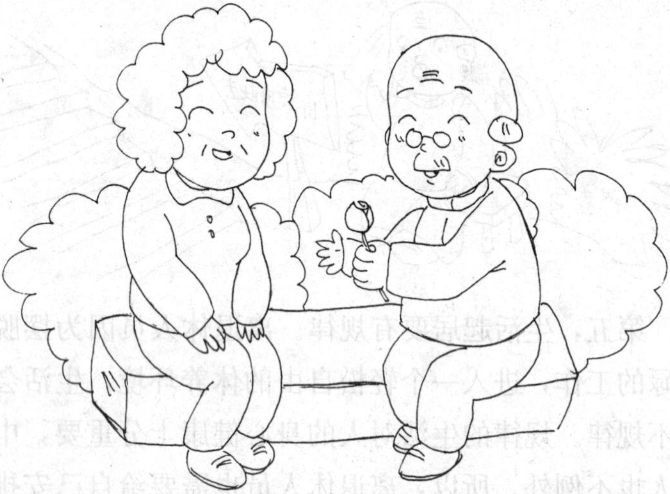

欢，萎靡不振，焦虑不安；还可能出现头昏头痛、四肢无力、消化不良、周身不适、心悸失眠等症状，甚至产生活着受罪、生不如死的念头。这时应找自己的知心朋友谈心或找心理医生咨询，以排除心中苦闷，减轻失落感及孤独感，调节情绪，顺利地度过这一心理危机。

第八，以乐观的态度对待周围事物。离退休人员要以乐观的态度对待生老病死或者其他不顺心的事。不要害怕孤独，孤独并不是灭顶之灾，孤独并不等于孤立。离退休人员如果时刻把自己同国家、民族、社会、群众联系在一起，虽然自己身边无亲人，但是可以感觉到有成千上万的人与自己生活在一起，就不会感到孤独。

2. 如何延缓离退休人员的心理衰老

第一，正确认识心理衰老的危险性。人的年龄有生理年龄和心理年龄之分，以往人们只重视生理衰老，而忽视了心理衰老。人的心理和生理是相互依存与相互影响的，如果一个人能保持心理健康，做到心理上年轻，就完全可以做到“人老心不老”。而“不老的心”则会给人带来正面的心理暗示，人们甚至可能忘掉自己的年龄，始终用年轻的心态和良好的精神状态去面对生活，并可以有效地减缓生理上的衰老。

第二，树立积极的人生态度。离退休是人生的“第二春岁月”，应当以积极向上的人生态度去开始新的美好生活，采取一种积极乐观的生活态度。人生在世，也就是活个“精、气、神”，不管处于哪一个人生阶段，都需要一种积极向上的精神。而消极无为的人生态度，只能让自己陷入悲观、忧郁之中，更容易使人的心理加速衰老。

第三，勤奋好学，积极用脑。勤奋好学可以明显地延缓大脑衰退。勤于用脑的人常常可以维持年轻时期的精神面貌及思维能力。许多经常爱用脑子的离退休老人，六七十岁的思维却毫不逊色于年轻人。有研究表明，经常用脑的离退休老人比其他同龄人患脑萎缩的概率要小。勤于用脑的人，脑血管多呈扩张状态，脑组织中有足够的血液供应，为延缓大脑的衰老提供了物质基础。还有学者研究发现，人在用脑时血液循环加快，体内的新陈代谢旺盛，有益于兴奋脑细胞的活性物质明显增加，这样有利于活跃思维，使大脑越用越发达，越用越灵活。

第四，将情绪调节到最佳状态。离退休人员在生活中要注意用积极乐观的情绪代替消极悲观的情绪。要学会向前看，不要沉湎在对过去不愉快经历的回忆中。因为这样的回忆不仅无济于事，而且还会引起许多负面情绪，如烦恼、激愤、紧张、焦虑、抑郁等。要学会控制自己的情绪，遇事不怒，保持心态平衡。

第五，培养多种兴趣。兴趣广泛可以使中老年人的生活丰富多彩，可益身健脑。琴棋书画、鱼鸟花草、玩球游泳，都能消除中老年人的孤独和烦恼。条件许可的话，应尽可能地参加各种各样的体育锻炼。运动除了可以促进新陈代谢、加速血液循环、预防血管硬化、增加大脑血液供应外，还可使人身体健壮，心情舒畅，保持心理年轻。

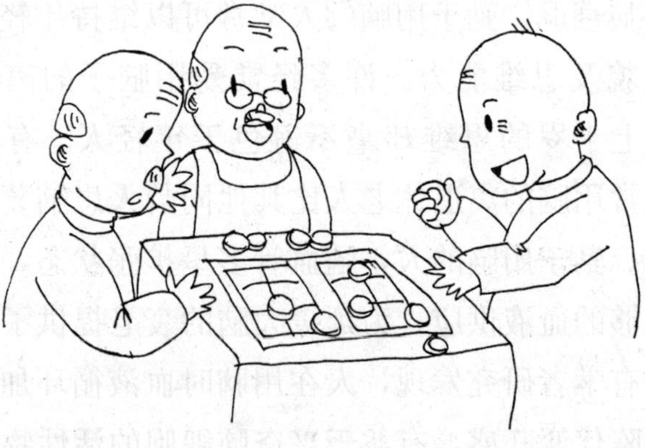

第六，保持衣着整洁、明快。离退休人员应该用整洁的外观来代替懒散、脏乱的外表。适当的服饰打扮，落落大方的行为举止，能给人以年轻、洒脱和充满活力的美好印象，促进中老年人健康向上，充满朝气和活力。

3. “忘年交”对离退休人员有什么好处

“忘年交”就是超越年龄、职业、辈份、性别的差异而结交的朋友。中老年人和青年人结为推心置腹、无话不谈的挚友，并保持不断的往来，就属于这种交往。

英国老年医学家在一次对早衰者的调查中发现，约有76%的早衰者在生理衰老之前，都会出现不同程度的心理衰老。而“忘年交”正是防止心理衰老的良方。“忘年交”能使老年人收到“忘年”、萌发童心的奇效。青年人所具有的那些充满活力的特点，对中老年人起着潜移默化的作用，从而达到忘我境界，甚至产生重返青春的感觉。中老年人通过这种心理暗示，会产生愉快、轻松、充满希望的情绪，从而保证生理和心理健康，延缓衰老进程。

第一，年轻人具有精力充沛、思想活跃、富有开拓精神等特点，而大部分中老年人所缺少的正好就是这些。由于受年龄老化、体虚力衰、记忆减退、行动不便等影响，老年人容易发生精神萎靡、生活懒散、畏缩不

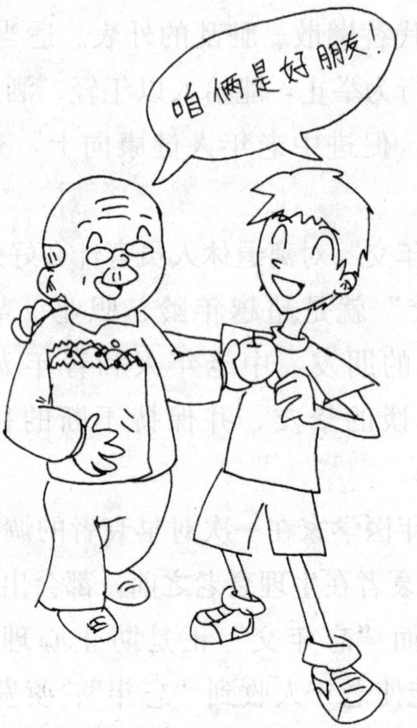

前、保守闭锁等情况。与年轻人交友，就好像在沉闷阴暗的屋子里开了一扇窗户，让阳光和新鲜空气进入室内，老年的心理状态也会重新活跃起来，以朝气代替暮气，减小心理年龄，做到人老心不老，恢复青春活力。

第二，年轻人与中老年人所处的环境不同，对事物也会有种种不同的理解和想法。彼此交流，对中老年人来说，不仅能开阔眼界，增长许多新的知识，也能通过了解青年人的想法，消除与子女的“代沟”，多一些对年轻人的理解，对促进人际交往，改善家庭关系也很有好处。

第三，中老年人受年龄的影响，体力和精神必然逐步衰退，在日常生活中难免会遇到种种困难和问题。尤其是子女不在身边的，这一矛盾可能更为突出，有了“忘年交”就会有一个很好的帮手，而中老年人具有丰富阅历和知识，也可使年轻人得到学习的机会，彼此互助，更会促进友谊，共同受益。

4. 离退休人员再婚心理如何调适

不管人们的愿望多么美好，人到了离退休后的中老年时期，总会有生离死别现象的发生。丧偶就是任何离退休老人终究无法回避的问题。从心理学角度来看，中老年人“独身”有害无益。如果中老年人有勇气再次组建一个家庭，对中老年人的心理将会有积极的调节作用，甚至还会使中老年人出现“返老还童”的现象。家庭是人生的基地、情感的归宿。目前我国的家庭结构正在不断发生变化，只有夫妻和未婚子女在内的核心家庭逐渐增多，包含三代以上成员的主干家庭和包含两对以上已婚夫妇的联合家庭正在逐步减少。家庭结构的这种变化，促使老年人把生活的基点从“依靠子女”转到“依靠配偶相互扶持”上来，这是促使老年人再婚的一个重要因素。然而，由于中老年人的经历和生活环境等

膳食平衡要遵循，主副荤素搭配均

与初婚不同，他们再婚的心理较复杂，出现的问题也较多。其中有两种情况应该引起注意并在心理上加以调适。

一是再婚贬值。是指有些中老年人认为再婚只不过是为了驱逐寂寞，打发日子，找个“生活伙伴”而已，因而忽视了再婚的爱情价值。应该说爱情是不分年龄区域的，爱情永远是婚姻的基础。无论青年、中年还是老年的婚姻，爱情始终是第一位的东西，没有爱情的婚姻一定是不幸福的婚姻，中老年人再婚万万不能忽视爱情的地位和作用。

二是再婚后又离婚。中老年人再婚，一般是出于爱的需要、生活上的需要等，但再婚并不都是百分之百幸福的。从一些城市调查的情况看，中老年再婚后的离婚率有所增长，其原因可以用三个字概括，即“短、平、快”，主要是指认识时间短，恋爱过程平淡，结婚速度快。不少丧偶的老年人认为，自己的人生也没有多少日子了，用不着花那么多时间来谈恋爱，只是为了找个生活上的伴侣而匆匆结婚。婚后逐渐发现双方在性格、脾气、习惯、生活情趣等诸多方面合不来，一遇摩擦，就想离婚。还有一种情况是再婚后，虽然两人关系很好，但由于家庭关系复杂，特别是继父母与子女的关系难以相处，而导致离异。

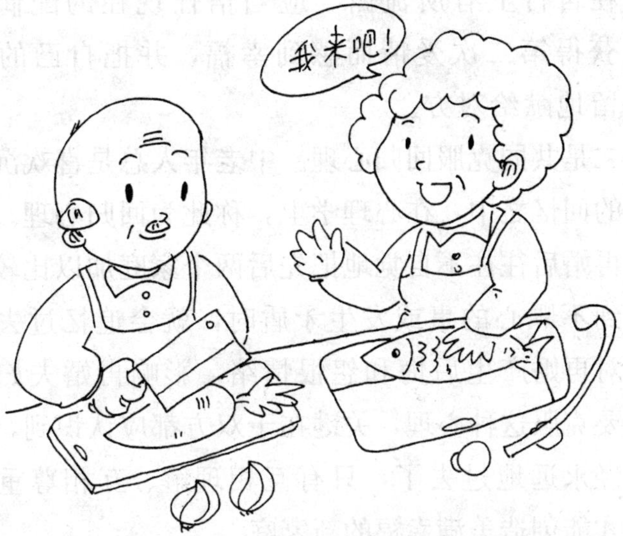

离退休的中老年人出于生活和心理的需要，重新寻找晚年生活的伴侣，完全是自己的事情，也是自己的合法权益。但为了再婚生活的幸福，应该努力做到以下几点：

一是正确对待心理重演。所谓“心理重演”，是指老年再婚后的生活境遇与前次婚姻过程比较吻合而引起的一种心理反应。如双方有些温存、亲昵的表示时，可能引起对前配偶的更加思念，破坏了双方当时的亲密气氛。如果与对方发生矛盾冲突，情况又与前婚相似，心灵上会遭到恶性刺激，从而影响双方的和睦相处。正确对待心理重演的方法是，要把眼光更多地着眼于现在，不要对前配偶过分怀念或在言行上有所流露。应当信任现在的配偶，为自己获得第二次爱情而感到幸福，并把自己的爱毫无保留地献给对方。

二是共同克服回归心理。中老年人总是喜欢沉湎在过去的回忆之中，在心理学上，称此为回归心理。中老年人再婚后往往不自觉地把先后两个家庭加以比较，尤其遇到不顺心的事或发生矛盾时，就会追忆过去的爱情，对再婚产生后悔和怨恨情绪，影响再婚夫妇的感情。要克服这种心理，关键在于双方都应认识到，过去的已经永远地过去了，只有互相理解、互相尊重和信任，才能创造美满幸福的新家庭。

三是适应对方心理特征。中老年人有比较稳定的性格、兴趣和爱好。进入更年期后，中老年人的生理及心理特征都有不同的变化。这就要求再婚后，尽快互相了解观察对方的心理特点，正确对待不同个性和习惯，注意互相尊重、互相谅解。

四是同等对待前婚子女。再婚夫妇应克服“排他”心理，把双方子女都看成自己的孩子，尽到父母的职责，在衣食起居等一些生活小事上要一视同仁。

离退休人员再婚夫妇，由于有昔日婚姻的经验比较和制约，双方心理都较复杂。但再婚后，只要双方积极进行心理调适，互敬互谅，互相信任，一样可以创建幸福美满的新家庭。

中篇

离退休人员的饮食营养与运动保健

“健康是人生的第一财富”，营养作为健康的支柱，已越来越引起人们的重视。俗语云：“人生一世，吃喝二字。”话虽极端，却道出了饮食对生命的重要性。饮食和营养是保证中老年人精力充沛、身心健康的物质基础。丰盛的饮食不一定能延年益寿，根据中老年人的代谢特点科学搭配各种营养素，才是打开健康之门的金钥匙。

一、营养与健康的关系

民以食为天，在人的整个生命过程中，主要是通过食物获得营养，补充营养，也就是吃。但吃分很多层次，一是维持生命，二是满足口福，三是均衡营养。现在人们的生活水平都有所提高，吃的种类增多，但因营养不良影响健康的情况也多了。缺乏营养、营养过剩和营养失衡是营养不良的三大主要表现，都直接影响着人体的健康。

应当合理、科学地补充营养，因为均衡的营养才能调节人体免疫功能，使身体不会阴阳失调而导致疾病的侵入，做到未病先防。应当改善生活方式，提供全面均衡营养，提升免疫功能，积极保健养生，从营养中获得健康，从而提升生命的品质。人类需要多种多样的食物，各样食物各有其营养，“食物没有好坏之分，只是如何选择而已”。只有吃得合理，才能吃出健康，只有营养均衡，才能活得健康。

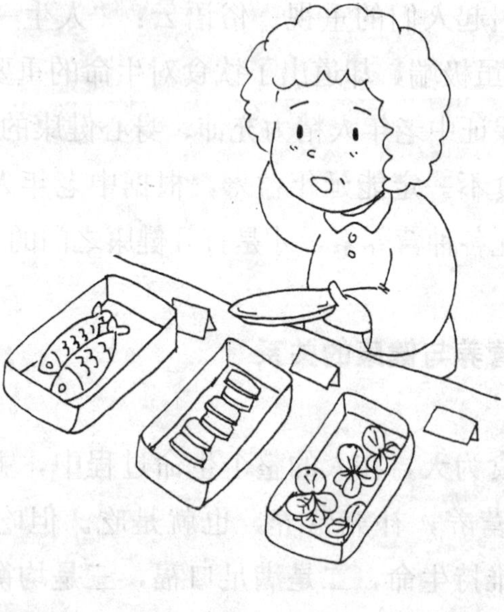

小贴士

营养素　指人类为了维持正常的生理功能，满足机体的正常生长发育、新陈代谢和工作的需要，每日必须从食物摄入必要的营养物质，膳食中主要包括蛋白质、维生素、矿物质、脂类、糖类、水、纤维素七大类。

合理营养　指通过合理的膳食和科学的烹调加工，能向机体提供足量的热能和各种营养素，并保持各营养素间的数量平衡，满足人体的生理需要，保持人体健康。有句话说得好：没有不好的食物，只有不合理的膳食，关键在于平衡。

（一）膳食因素在养生益寿中所起的作用

延年益寿既是离退休人员自身的愿望，也是儿孙们对长辈的愿望，更是我们民族的愿望。虽然世界上并没有长生不老的食物，但养生之道可以帮我们通向长寿之路。古时著名的《十叟长寿歌》，其意思用现在的话说就是人要得到高寿，就要做到不嗜烟酒、清淡素食、经常小劳、以步代车、流通空气、沐浴日光、打太极拳、早睡早起、排除杂念、乐观开朗。这说明了长寿是一个需要全面注意保养、加强锻炼的过程。但是，合理的膳食、均衡的营养是其中重要的基础，它在养生益寿中的

少食多餐，少药多炼，少酒多茶，少怒多欢

作用是不可替代的。

合理营养是养生益寿的必要条件，饮食与颐养有着密不可分的关系。我国早在2000年前就有认识，《皇帝内经·素问》就说到饮食有节是长寿的要诀之一，而饮食不节则导致早衰，指出："五谷为养，五果为助，五畜为益，五菜为充"。这就是说，中老年人要得到合理的营养，就要吃多种多样的食物，谷、果、畜、菜缺一不可，而且要搭配适量，否则就要影响健康。合理营养的原则是要求营养素要全面、平衡，要"饮食以食，饥饱得中"。

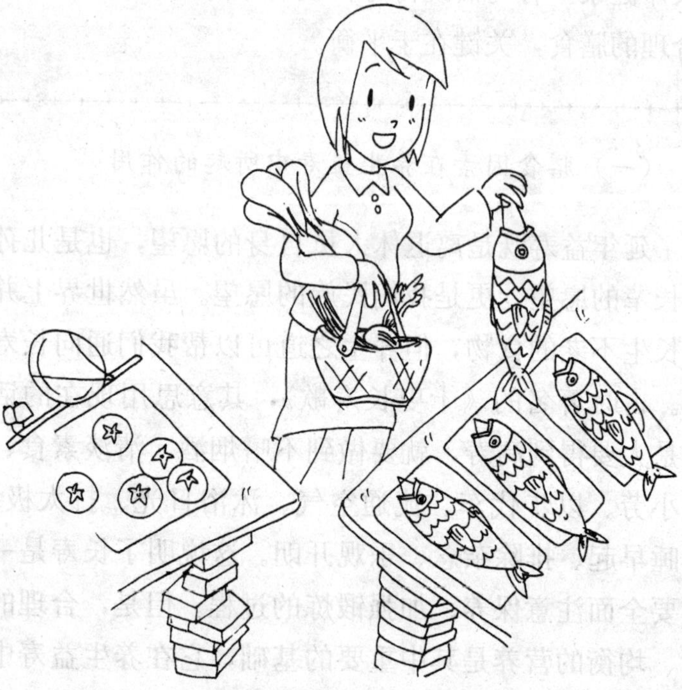

（二）离退休人员与营养有关的生理特点

不论儿童、青壮年还是中老年人都需要合理的营养，但合理营养又因年龄而异。进入离退休阶段的中老年人，生活的节奏放慢，心境开阔，身体的营养需求也跨入一个“分水岭”，营养从此要和青壮年时期有所区别。对于青壮年来说是合理的饮食，不一定适合中老年人，这是因为中老年人与青壮年在生理特点上不相同。

第一，进入中老年期，人体的各器官生理功能都有不同程度的衰退，尤其是消化和代谢功能减退，直接影响到营养物质的吸收，吃得再多也无法吸收，各类营养素容易缺乏。据调查显示，全国人口中有29.6%患有胃肠道的慢性疾病，其中45岁以下的4.6%，而年龄大于65岁者占25%。

第二，中老年人常出现循环系统功能改变，这往往是由于血管硬化所致。膳食中过多的饱和脂肪、能量和胆固醇都可促进动脉粥样硬化，过高的食盐摄取量则促进高血压，它们均损害血管健康。心脑血管疾病往往是构成中老年人第一位或第二位的死亡原因。

第三，中老年人的神经系统功能随年龄增长而逐渐下降，脑细胞减少，脑功能衰退。据试验观察，人到老年脑细胞要减少10%～17%，表现为兴奋与抑制转换速度减慢，灵活性差，反应迟钝，记忆力减退，新陈代谢及活动能力下降。

少精多粗，少荤多素，少肉多鱼，少盐多醋

第四，中老年人的运动器官也随着年龄增长而发生退行性的变化。如肌肉加速萎缩，肌肉变少、变弱而松弛，随意反射功能减弱；关节硬化无力，骨骼松脆易断，韧带弹性降低。

第五，中老年人往往由于长期的工作劳累，造成饮食营养供给不合理、饮食习惯不良，许多常见病和多发病常常在壮年就已经萌芽，人到中年以后，多种慢性疾病逐渐显现出来，而某些慢性疾病往往会增加对某些维生素、矿物质的需求量。

一般来说，合理的营养饮食，可以为人体提供必需的、充足的营养素，使遗传上的优点发挥，从而减慢衰老的进程；相反，不合理的饮食营养，不单使人体需要的营养素供给不足，影响身体健康，还能破坏机体的生物学过程，使免疫力下降，加速衰老。因此，进入中老年阶段的离退休人员，其身体健康状况更容易受到膳食因素和营养质量的影响。

二、食物的营养

（一）谷类食品的营养价值

谷类主要包括小麦和稻谷以及杂粮，如玉米、小米、高粱、大麦和燕麦等。谷类中各种营养素的含量受品种、种植条件、土壤和肥料等因素的影响。

1. 稻

稻米是人们最常食用的主食之一，也是供给人体所需热能及B族维生素的主要来源。我们日常生活中常食用的是粳米、籼米。由于稻米的产地、品种不同，其营养成分也有较大的差异。稻米具有补脾和胃，益精强忘的功效。其食用方法很多，可蒸米饭，也可煮粥，特别是煮粥更养人，如红豆粥、绿豆粥、红薯粥、龙眼肉粥、糯米阿胶枣粥、乳粥、莲子粥、冬瓜粥等，特别适合体质虚弱、贫血患者及中老年人食用。米粉是稻米经加工碾磨而成，用它可以制成多种糕点和风味小吃，也适于中老年人食用。

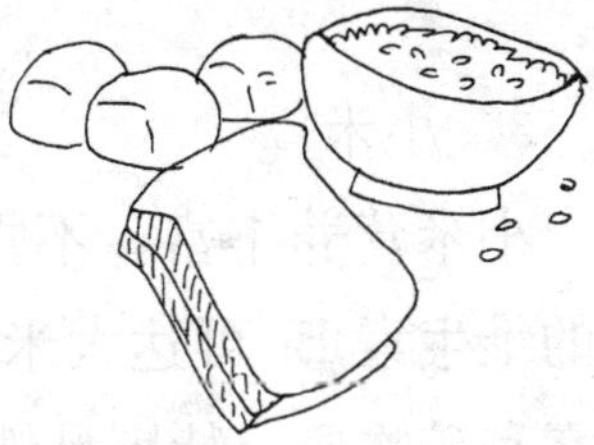

在制作食品时，如方法不当会造成许多营养素丢失。如大米在淘洗过程中，会丢失一些维生素，捞饭会使大量维生素、矿物质及部分蛋白质、脂肪、糖溶于米汤中被丢弃，其中B族维生素比蒸米饭要多损失约40%左右。另外，在做大米粥时，千万不要放碱，因为碱能破坏大米中的维生素B_1。因此，在日常生活中，应提倡蒸或焖米饭，以减少营养素的损失。

2. 小麦

小麦是供给人体所需热能及植物蛋白的重要来源

之一。面粉是小麦经加工碾磨而成的，根据加工的标准及出粉率不同，可分为标准粉、富强粉等。标准粉所含蛋白质、脂肪、B族维生素等要比富强粉高。小麦在加工的过程中会损失许多营养素，加工越细，维生素和矿物质损失得也就越多。但加工太粗又影响消化吸收，为了解决这一矛盾，国家规定“八五粉”为标准粉。

面粉在制作时也会造成某些营养素的损失，如加碱和油炸可使其中维生素 B_1 全部损失，维生素 B_2 和尼克酸也损失50%左右。另外，用面粉制作的油炸食品在胃内停留时间较长，不易消化，故中老年人应少吃。

3. 小米

小米营养丰富，不需精制，故保存了许多维生素，它的维生素 B_1 可达大米的几倍。小米含有丰富的胡萝卜素和矿物质，特别是铁的含量在谷类中名列前茅，且消化吸收率也较高，故适宜中老年人及贫血病人食用。

小米还具有补中益气、和脾益肾的功效。小米煮食最养人，小米粥中的米油（即煮小米粥时浮在上面的一层油）有“代参汤”之美誉。

4. 玉米

玉米中的纤维素含量很高，具有刺激胃肠蠕动、加速粪便排泄的特性，可防止便秘、肠炎等。玉米的食用

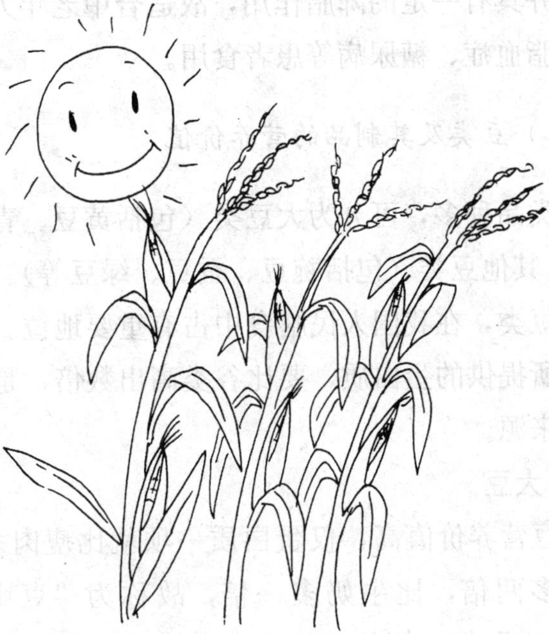

方法很多，可煮可烤，还可以制成爆米花，很受人们的喜爱。用玉米面可以制作成各种各样的美味食品，如玉米面粥、窝头、枣糕、桃酥、玉米酥等，经常食用可纠正偏食精米、精面造成的营养素不协调，使人健康长寿。玉米发霉后能产生致癌物质，所以发霉玉米绝对不能食用。

5. 燕麦

燕麦是一种低糖、高蛋白质、高脂肪、高能量食品。燕麦经过精细加工可制成麦片，不但食用方便，且营养价值较高。燕麦中维生素 E 的含量很可观，特别是钙、铁的含量很丰富，而碳水化合物的含量比大米、面粉低，并具有一定的降脂作用，故适合中老年人及肥胖者、高脂血症、糖尿病等患者食用。

（二）豆类及其制品的营养价值

豆类品种多，可分为大豆类（包括黄豆、青豆、黑豆等）、其他豆类（包括豌豆、蚕豆、绿豆等）。豆类尤其是大豆类，在我国人民膳食中占有重要地位。大豆单位质量所提供的蛋白质，要比谷类高出数倍，是廉价的蛋白质来源。

1. 大豆

大豆营养价值高，仅蛋白质一项就比瘦肉多一倍，比鸡蛋多两倍，比牛奶多一倍，故称为“豆中之王”“田中之肉”等。氨基酸的组成也较适合人体需要，是粮谷蛋白质互补的理想食物来源。大豆中的脂肪以不饱和脂肪酸含量较高，并含有丰富的亚油酸和磷脂，对中老年人常见病，如冠心病、脑血栓等有重要的防护作用。

2. 豆类制品

豆芽 绿豆、黄豆发成豆芽后，其营养成分变化很大，如豆芽中B族维生素及胡萝卜素含量均有显著的增加，尤其是维生素C的含量从无到有，故比豆类的营养价值高出许多。豆芽的食用方法很多，可荤、可素、可炒、可拌。但在烹调时应急火快炒，这样既可减少营养素的损失，还可保持豆芽挺、脆的特点，吃起来清爽、脆利、可口。

豆腐　豆腐有抗氧化功效，其所含的植物雌激素能保护血管内皮细胞，使其不被氧化破坏。另外，这些雌激素还能有效地预防骨质疏松和乳腺癌的发生，是更年期的“保护伞”。豆腐柔软细嫩、清爽适口，是中老年人、儿童及病人的理想食物。豆腐中碳水化合物的含量很低，很适合糖尿病患者食用。豆腐与菠菜、香葱一起烹调会生成不易被人吸收的草酸钙，易形成结石，不利于健康。

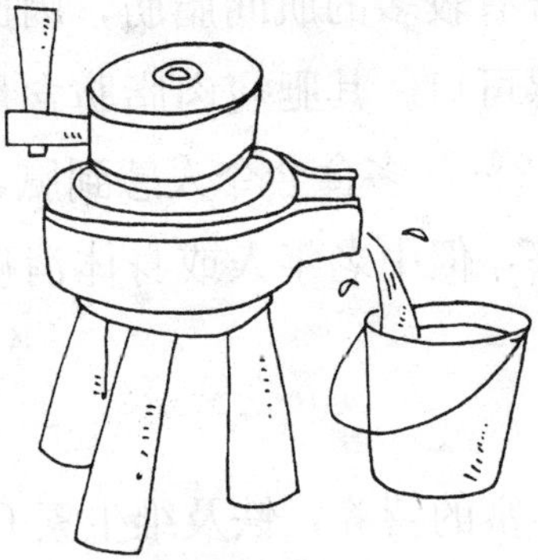

豆浆　在欧美，豆浆享有“植物奶”的美誉。豆浆含丰富的植物蛋白和磷脂，还含有维生素 B_1、B_2、烟酸及钙、磷、铁等矿物质。豆浆中铁的含量比牛奶高，且易于吸收，故适宜中老年人及贫血患者、妇女、儿童饮用。对于不习惯喝牛奶及对牛奶过敏者，豆浆是很好的代乳品。豆浆在食用前一定要充分煮沸，且在喝豆浆时，不要加红糖。因红糖中的有机酸能与豆浆里的蛋白质结合，影响人体的吸收利用。豆浆冲鸡蛋的方法也不可取，这样会影响其营养素的吸收。

（三）畜肉的营养价值

畜肉指猪、牛、羊等大牲畜的肌肉、内脏及其制品，可供给人类各种氨基酸、脂肪、矿物质和维生素。畜肉消化吸收率高，饱腹作用强。

1. 猪肉

猪肉是目前人们餐桌上消费量最大的一类肉食。猪肉纤维细软，含有较多的肌间脂肪，因此，经热加工后味道鲜美，质感可口。其肥瘦肉脂肪含量较高，饱和脂肪酸含量达 54.2%，多食会令人感到腻，且有易使体内胆固醇升高之弊，但中老年人或身体消瘦、营养较差者可适当选用。

2. 猪肝

猪肝具有丰富的营养，铁及维生素 C 的含量在动物肝脏中名列前茅，它不仅具有营养滋补的作用，而且有补肝养血及明目的功效。由于猪肝含胆固醇较高，故中老年人不宜多食。肝是体内最大的毒物中转站和解毒器官，所以买回的鲜猪肝不要急于烹调。应把猪肝放在自来水龙头下冲洗 10 分钟，然后放在水中浸泡 30 分钟。

3. 羊肉

羊肉也是我国人民主要食用肉类之一。其肉质细嫩，所含蛋白质为优质蛋白，脂肪含量低于猪肉，其中钙、铁、锌含量又高于猪肉，适宜中老年人及贫血患者食用。羊肉性味甘、温，有补气养血、温中散寒的作用，是冬令补益佳品。需要注意的是，体质偏热及疫病初愈者不宜多食。

4. 牛肉

牛肉是中国第二大肉类食品，仅次于猪肉。牛肉蛋白质含量高，脂肪含量低，营养成分易于被人体消化吸收。每100克牛肉中，胆固醇含量58毫克，是畜肉中含量最低的食品，因而更适合中老年人及患有高血压、冠心病、高脂血症等病疾者食用。

（四）禽肉的营养价值

禽肉包括家禽（鸡、鸭、鹅）和野禽（野鸡、野鸭、鹌鹑等）的肌肉及其制品。禽肉质地细嫩，易消化吸收。其蛋白质约占禽肉的20%，属于优质蛋白。其中维生素A、维生素E的含量高于畜肉类。禽肉的含氮浸出物较多，故家禽肉煨汤味道鲜美，深受人们的喜爱。

1. 鸡肉

鸡肉肉嫩味美，营养丰富，为食中上品，它含有18种氨基酸，故鸡肉蛋白质属优质蛋白，鸡肉中还含有一定量的多不饱和脂肪酸，是中老年人和心血管病患者的理想食品。鸡肉味道鲜美，可以加工成各种菜肴，还可与菜、瓜、笋、蘑等许多菜相配，适合中老年人食用。过去，人们总认为鸡汤的营养丰富，常常只喝鸡汤而不吃鸡肉，这种做法是不科学的。据分析表明，即使炖了很长时间，鸡肉中所含的营养成分仍大大超过鸡汤。因此，需要滋补的人，不仅要喝鸡汤，更要吃鸡肉。

2. 鸭肉

鸭肉性能偏凉，有滋阴养胃、利水退水之功效。它可烹制成各种美味佳肴，北京烤鸭驰名中外，是我国特有的一种食品，深受国内外食客的欢迎，已被作为宴席之佳肴。但其脂肪含量较高，中老年人可少量品尝，不宜多食。

（五）鱼类的营养价值

鱼有河鱼和海鱼之分。河鱼有鲤鱼、鲢鱼、鲫鱼、青鱼等，海鱼有大黄鱼、小黄鱼和带鱼等。各类鱼营养成分差异不大，鱼类富含的蛋白质包含各种必需的氨基酸，是人类的优质蛋白食物，而且鱼类优于禽畜产品，更易消化吸收。鱼类不仅是优质食物、保健营养品，还能够抗血栓，降低血液黏度，使血压下降，可用于预防和治疗心肌梗死、冠心病、脉管炎、脑动脉硬化等多种疾病。同时，鱼类能活化大脑神经细胞，改善大脑机能。鱼的肝脏含有丰富的维生素A和维生素D，由于维生素A性质活泼，易被氧化失活，因此，新鲜鱼必须及时加工处理，以免其中对人体有益的营养素被破坏。

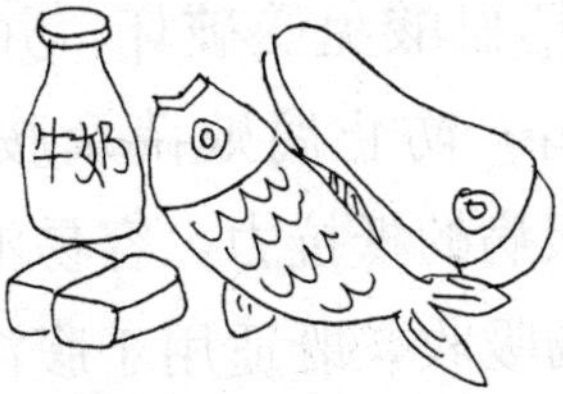

（六）奶类及其制品的营养价值

奶类食品营养丰富，食用价值高。鲜奶经过加工，可制成许多产品，主要包括炼乳、奶粉、调制奶粉、奶油和奶酪等，是幼儿及中老年人的最佳营养食品。奶的营养成分随动物的品种、饲养方式、季节变化、挤奶时间不同而有一定差异。奶类除不含纤维素外，几乎含有人体所需的各种营养素。

1. 牛奶

牛奶是诸多动物乳中营养价值最高的一种，是老年体弱者的营养补品。其所含蛋白质含有18种氨基酸，其中包括人体所需的9种必需氨基酸，属于完全蛋白质。牛奶脂肪中约95%～96%为甘油三酯，脂肪颗粒小，呈高度分散状态，易于消化吸收。碳水化合物全部为乳糖，有促进胃液分泌和胃肠蠕动的作用。牛奶含有丰富的钙、磷、钾等矿物质，经常食用能补虚损、益五脏、润肌肤、

你无法改变环境，但可以改变心境

强身延年，对老年性骨质疏松有预防功效。

2. 酸奶

酸奶是牛奶经过发酵制成的奶制品。酸奶由于酸度增加可以保护抗坏血酸免受破坏，并能抑制肠道腐败菌，调节肠道菌群，防止腐败菌及胺类物质的不利影响，提高人体对疾病的抵抗力，容易消化吸收，特别有利于中老年人胃肠吸收，既适用于腹泻、消化不良、肠炎等胃肠患者，又是中老年人的长寿保健食品。

3. 全脂奶粉

全脂奶粉是鲜奶经过喷雾干燥而制成的，便于运输、保存，食用方便。目前世界各国生产奶粉的厂家很多，品种各异。近年来生产的母乳化奶粉品种繁多，其优点是增加了铁的含量，减少奶粉中酪蛋白含量，提高了维生素 A 含量，是老幼皆宜的上等营养食品。

（七）蛋类的营养价值

蛋类主要指家禽的蛋，包括鸡蛋、鸭蛋和鹅蛋。蛋类含有丰富的蛋白质、脂肪、矿物质和多种维生素，营养成分全面而均衡，除缺乏抗坏血酸外，几乎含有人体必需的所有营养素。

1. 鸡蛋

鸡蛋含人体所需的 9 种必需氨基酸，与人体蛋白质组成最为接近，人体对其蛋白质的吸收率最高。为了使

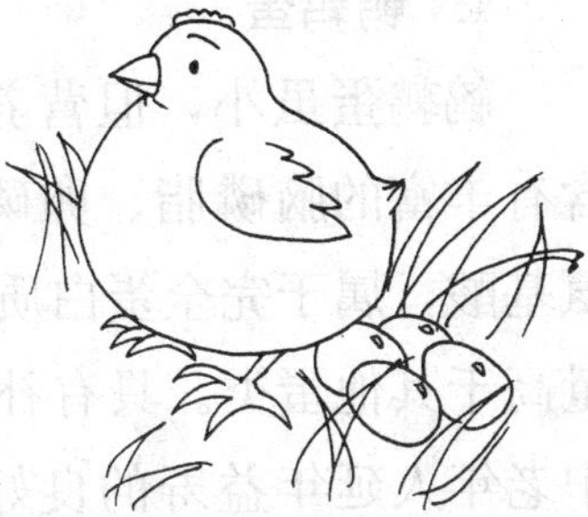

鸡蛋的营养能充分地被人体吸收，中老年人食用鸡蛋时，在制作方法上要得当，鸡蛋不宜煮得过老，不宜油煎、油炸。不要吃生鸡蛋，生鸡蛋不卫生，也不易吸收。对于健康的中老年人，每天只吃一个鸡蛋，并不会增加血中胆固醇浓度。患高脂血症、高血压者，每周食用鸡蛋1～2个就可以了。

2. 鸭蛋

鸭蛋性味甘、咸、凉、无毒，有滋阴清热之功效。鸭蛋含有18种氨基酸，属于完全蛋白质。鸭蛋含矿物质及维生素E较多，有利于低磷、低钙者食用。但由于鸭蛋较粗，且有腥味，不宜炒食或煮食，一般多将其制成咸鸭蛋来食用，患有高血压、心脏病、肾病者不宜食用。

3. 松花蛋

松花蛋又称皮蛋，是鲜鸭蛋在氢氧化钠等碱性物质的作用下形成的再制蛋。其特点是蛋清透明，蛋黄呈金黄色，外硬内软，清心爽口，滋味纯香，不加烹调即可食用。其胆固醇及矿物质含量较高，维生素含量较少。松花蛋有泻热醒酒之功效，可治泻痢、醉酒，清热解毒，中老年人常食用可降低血压，但冠心病、高脂血症、肥胖病者不宜经常食用。

4. 鹌鹑蛋

鹌鹑蛋虽小，但营养价值很高，是食物中的珍品，含有丰富的脑磷脂、卵磷脂。除此之外，还含有 18 种氨基酸，属于完全蛋白质，其中铁、钾及维生素 A 的含量高于其他蛋类。具有补益气血、强身健脑之功效，是中老年人延年益寿的良好营养补品。经常服用对贫血、营养不良、神经衰弱、高血压、血管硬化患者可起到滋补调治作用。

（八）蔬菜、水果的营养价值

蔬菜和水果是人们日常生活中重要的食品，尤其是蔬菜，每天摄入量较多，是维生素 C、维生素 B_2、胡萝卜素及矿物质钙、铁等的主要来源。

蔬菜和水果都含有较多的水分、维生素、矿物质、膳食纤维、色素、有机酸和芳香物质等，蛋白质、脂肪含量较少。常食用新鲜的水果和蔬菜，可增进食欲，促进消化。

1. 蔬菜类

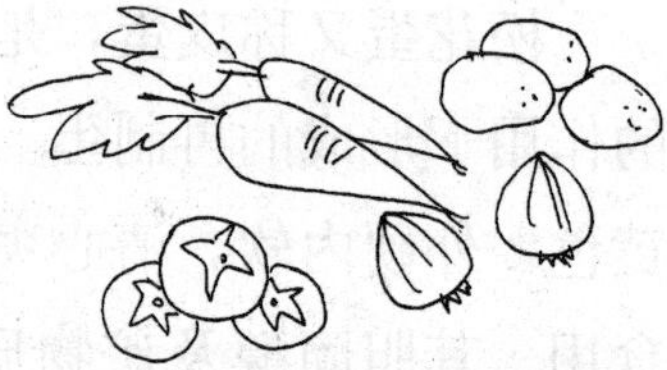

蔬菜的品种繁多，按食用部位可分为鲜豆类、嫩茎、叶、苔、花类、茄果类、菌藻类等。蔬菜是人类膳食纤维及钙、铁的重要食物来源。蔬菜中含有多种维生素，其中最重要的有维生素 C、维生素 B_2 和胡萝卜素。

蔬菜在加工、烹调过程中会造成许多营养素的损失，因此在日常生活中应注意选用新鲜的蔬菜，先洗后切，烹调时要急火快炒，炒菜锅最好用铁锅。有些菜在烹炒时稍加一点醋，可减少维生素C的损失。

胡萝卜　胡萝卜中维生素C及胡萝卜素含量很高，特别是胡萝卜素的含量，在蔬菜中名列前茅，常吃可维持人体健康。胡萝卜素在体内可转变成维生素A，与视觉有密切关系，缺乏时可患夜盲症。近年来研究还发现，维生素A对上皮组织的肿瘤，有延缓或阻止癌前病变的作用。胡萝卜素是脂溶性维生素，脂肪和胆盐是维生素A和胡萝卜素被肠道吸收的必要条件。因此，食用胡萝卜时，应用油类烹制或与肉类同煨，如生食、煮食，胡萝卜素的吸收率仅为10%，其余的均被排泄而造成浪费。

大白菜　大白菜中维生素C的含量较高，且含有较多的膳食纤维，经常食用可治疗便秘，对预防动脉粥样硬化等心血管疾病大有好处。还具有清热利尿、解酒、消食的功效，民间常以生白菜水和白菜根儿煮水防治感冒。食用白菜时应注意，不吃腐烂的白菜，不吃隔夜菜。腌制白菜时，一定要腌透再吃，但不要吃腌制过久的白菜，以免食入较多的亚硝酸盐。

菠菜　菠菜中胡萝卜素、维生素C及铁的含量非常丰富，其他营养素含量比较均匀，很适合中老年人食用。但菠菜中草酸的含量较高，有涩味，钙的吸收率较低。

你不能预知明天，但你可以利用今天

因此，在烹调前应先用开水焯一下，使草酸含量大为减少，再随意烹制成各种菜肴。另外，菠菜还具有一定的药用价值，有养血、止血、下气润燥的功效，常食可使大便通畅，治疗便秘，并有清积热、助消化吸收的作用。

大蒜 大蒜既能调味，又能助消化和促进食欲。试验表明高血脂、高胆固醇的患者，每日吃一些大蒜，血液中胆固醇含量可明显降低。另外，大蒜还具有抗菌、防治疾病的作用。对治疗一些流行性疾病，如流行性感冒、伤寒、细菌性痢疾等均有较好的效果。大蒜用于食疗以生食为佳。食用大蒜要适量，不可多食。特别是患有胃及十二指肠溃疡的病人，以及胃炎、肾炎、肝炎病人不宜食用。

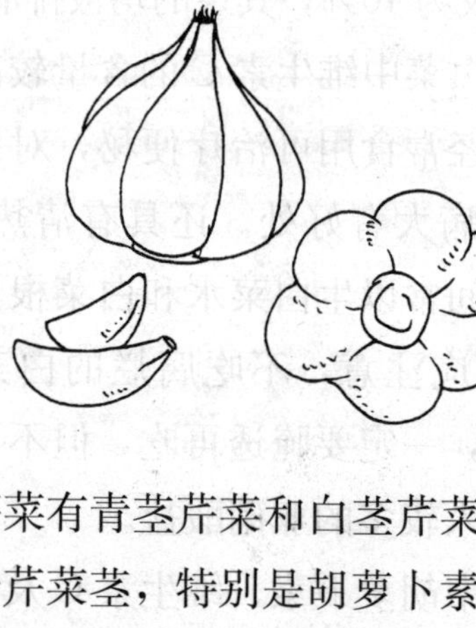

芹菜 芹菜有青茎芹菜和白茎芹菜两种。芹菜叶的营养成分高于芹菜茎，特别是胡萝卜素高8倍多、维生素C高2倍多。但在日常生活中人们出于长年的饮食习惯，常将叶子丢掉，忽略了其营养价值，造成浪费。芹菜还具有一定的药用价值，如芹菜中膳食纤维的含量较高，具有清利肠胃的功能，可治疗便秘；鲜芹菜捣烂外敷可消肿；用鲜芹菜煮水服用，有降压及降低血清胆固醇的作用，故适合中老年人及高血压、糖尿病患者食用。

冬瓜　冬瓜全身都是宝，具有清热利水、解毒的功效。冬瓜籽可清热化痰，叶可治痈肿，皮可祛风、利水。冬瓜中脂肪和钠的含量很低，有利尿、消肿的作用，可用于各类肾脏疾病的辅助治疗，也是糖尿病及高血压患者的理想蔬菜。另外，常吃冬瓜还有防止人体发胖、促进体型健美的作用，被称为减肥的妙品。

黄瓜　黄瓜肉质脆嫩，味甜多汁，生食可生津止渴，做蔬菜可烹制成各种美味佳肴，是人们非常喜爱的一种家常菜。黄瓜还是一味可以美容的瓜果，被称为“厨房里的美容剂”，如用黄瓜汁来清洁、保护皮肤，或用捣碎的黄瓜舒展皱纹都颇有效。黄瓜中含有一定量的膳食纤维及维生素、矿物质，且热量较低，又因其味芳香，可做水果食用。生吃时维生素C不易被破坏，食入量较多时可减少部分主食摄入量，因此对于患有肥胖症、糖尿病、高脂血症的病人，常吃黄瓜大有益处。在食用拌黄瓜时应加一些大蒜和醋，不但味美，还具有杀菌防病的作用。

西红柿　西红柿又名番茄，其营养丰富，且含水分较多，既可做水果生食，又可烹调成多种菜肴，被称为

人的力量不在极端，而在避免极端

神奇的菜中之果。西红柿中胡萝卜素的含量较丰富，并含有多种维生素及钙、磷、铁等矿物质，其中维生素C的含量虽不及绿叶蔬菜，但由于人们习惯生食，维生素C损失较少。另外，西红柿中含有一定量的有机酸，在储存和烹调过程中可保护维生素C，使之不易被破坏。西红柿的食用方法很多，生食可代替水果，具有健胃消食、清热止渴、助消化的功效。熟食可做成西红柿炒鸡蛋、西红柿鸡蛋汤等。生食西红柿时一定要注意卫生，熟食要急火快炒，减少营养素的损失。

海带 海带含有丰富的矿物质和维生素，有较高的营养价值，尤其是碘含量非常丰富，常食对防治地方性甲状腺肿大和维持甲状腺功能正常十分有益。常吃海带有降血脂及降血压的作用，海带中还富含对中老年人有益的钙和铁，故应常食。食用海带需注意，食用前不应在水中久泡，以免其所含碘、矿物质及维生素等营养物质流失。

2. 水果类

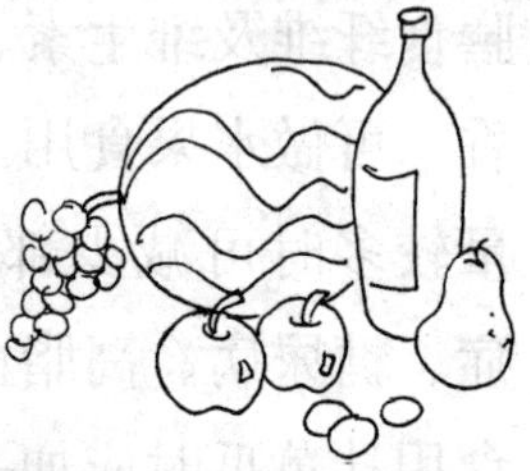

水果的营养特点与蔬菜相似，水果中的碳水化合物主要是糖、淀粉、纤维素和果胶。水果中含有较多的维生素，其中最突出的是维生素C，还含有丰富的钙、钾、钠、镁、铜等元素，为人们提供了丰富的矿物质。水果中富含苹果酸、柠檬酸、酒石酸等有机酸，可保护水果中的维生素C。

甜橙　甜橙果甜多汁，含有较多的维生素C和柠檬酸、苹果酸、琥珀酸、糖类、果胶等。鲜食具有清热生津、理气化瘀的功效，并有醒酒、解渴的作用。用鲜橙加工制成的橙汁，是人们非常喜爱的饮料之一，常用其作为夏季消暑、降温饮品。

葡萄　葡萄中含有多种维生素和矿物质，还含有人体所需的多种氨基酸及果酸，因此常食对神经衰弱、过度疲劳均有补益作用。葡萄是多用途水果，用它可加工成果汁、果冻、罐头和葡萄干等。葡萄干中，糖和铁的含量均较高，是中老年人及妇女、儿童和贫血患者的滋补佳品。葡萄还具有滋阴生津、补气利尿的功效。凡久病肝肾阴虚、心悸盗汗、干咳痨嗽、腰腿酸痛、筋骨无力者皆可将葡萄作为补益食疗果品。葡萄还适于脾虚气弱、四肢浮肿、小便不利等症，故被人们称为延年益寿的小水果。

桃　桃主要分为普通桃（毛桃、血桃）及蟠桃（扁桃）两种。目前我国桃的品种已达800多种。桃含有B族维生素和少量的胡萝卜素，及钾、钠、钙、磷、铁等多种矿物质。桃中水分含量较多，且汁多、甘甜、清香，很受人们喜爱。桃中碳水化合物的含量较多，且都是易于消化吸收的蔗糖、葡萄糖、果糖等。用桃制成的桃脯及罐头食品，不但易于保存，营养也很丰富。

香蕉　有人将香蕉称为“智慧的源泉”。香蕉肉质较糯，香甜爽口，是人们非常喜爱的佳果，特别适合中老年人和婴幼儿食用。经研究发现，常吃香蕉可防治高血压。在推荐的15种防治高血压的食物里，香蕉名列前茅。香蕉中碳水化合物的含量高于柿子、葡萄、桃、苹果、梨等水果。由于香蕉中葡萄糖含量较高，故为大脑提供了丰富的能量来源，因此常吃香蕉有益于大脑，被称为“智慧之果”。另外，香蕉还有很高的药用价值，有清肠胃、治便秘的功效，并具有润肺止咳、解酒解毒的作用。

（九）黑色食品

所谓黑色食品是指黑米、黑豆、黑芝麻、黑木耳等。人类通常所摄取的食物，按其颜色可分为绿色、黄色、橙色、红色、白色、黑色等。据研究，天然色素为黑色的动植物，其营养价值和食用保健功能远远超过浅色同类。黑色食品含有较高的蛋白质和丰富的钙、磷、铁等矿物质以及其他的各种营养素，具有很高的营养价值，是中老年人的饮食佳品。我国古老的中医学说对黑色食品也早有论述：黑属水性，而水行肾，肾为生命生源。可见，黑色食品又具有保健功能。

1. 黑米

黑米，营养丰富，香气馥郁，堪称米中一绝，有“屋内煮饭，满室生香”的美誉。黑米的营养价值高于一般大米，长期以来一直被视为“补血营养品”。试验表明，黑米有治疗缺铁性贫血、升高血红蛋白的作用，还具有滋阴益肾、舒肝健脾、明目乌发的养生保健功效，可治头昏、贫血、白发、眼疾等症。故黑米是一种集营养与保健为一体的食品，是我国“稻米王国”中的一颗黑珍珠。

2. 黑芝麻

黑芝麻不仅营养丰富，还具有防病保健功能。黑芝麻自古以来就是一种滋养强壮品，它具有养血、祛风、补肝肾、润五脏之功效，可用于治疗肝肾虚损、眩晕、须发早白、脱发、病后虚弱、肠燥便秘等症。因其含有丰富的铁和维生素 E，所以又是预防缺铁性贫血及防老抗衰的食品。目前，市场上出售的以黑芝麻作原料而制成的黑芝麻糊，营养丰富，味道香甜，食用方便，更是中老年人及儿童用来补充营养的保健食品。

3. 黑木耳

黑木耳，是生长在朽木上的一种食用真菌。黑木耳由于生长季节、气候条件和采集方法的不同，质量各异。黑木耳具有很高的营养价值，被人们称为“素中之肉”。其富含钾、钠、镁等多种矿物质，其中铁含量之高，在各种食物中名列前茅。

（十）酒、茶类

1. 白酒

白酒是以粮食、糠麸、薯类等为原料，经发酵再经蒸馏而成的蒸馏酒，含酒精浓度较高，一般高达 40%～60%。白酒主要成分是酒精，产热量很高，据测定，每 100 毫升二锅头酒，可产热 352 千卡。白酒除可提供热能外，其他营养成分含量很少。酒精对人体危害很大，如经常大量饮酒，必然使其他营养素的摄入减少，并可引起神经衰弱、记忆力减退、智力迟钝。尤其是对肝脏有很大的毒害作用，可直接损害肝细胞，使肝脏解毒功能降低，最终导致肝病变。因此，长期大量饮酒有百害无一利，尤其是中老年人更不宜饮高度的烈性酒。有糖尿病、冠心病、高脂血症、高血压及肝、肾系统损害的人应忌酒。

2. 啤酒

啤酒是发酵酒之一，它的营养较为丰富，在 1992 年第九届世界营养食品会议上，被推荐为营养食品之一，称为“液体面包”。啤酒具有较高的医疗价值，啤酒中的酒花，具有健胃消食、镇静安神、清热利尿及防腐杀菌的功效。啤酒虽是富有营养的保健性最佳饮料之一，但它毕竟含有一定量的酒精，所以中老年人应适量饮用。

3. 茶叶

茶叶是世界著名的三大饮料之一。我国是茶叶的故乡，茶叶的品种很多，大体可分为绿茶、花茶、红茶三类。绿茶性凉宜于清热，夏季消暑饮用佳；红茶性温宜于温中健胃，适合冬季饮用；花茶四季皆可饮用。饮茶的好处很多，清热利水、化痰消食、清暑止渴，并可解酒、去烟毒。喝茶能兴奋神经中枢，促进新陈代谢，促进胃液分泌、助消化、解油腻，解除疲劳，并且还具有消脂、降压、调节脂肪代谢的作用，对防止动脉粥样硬化有一定疗效。

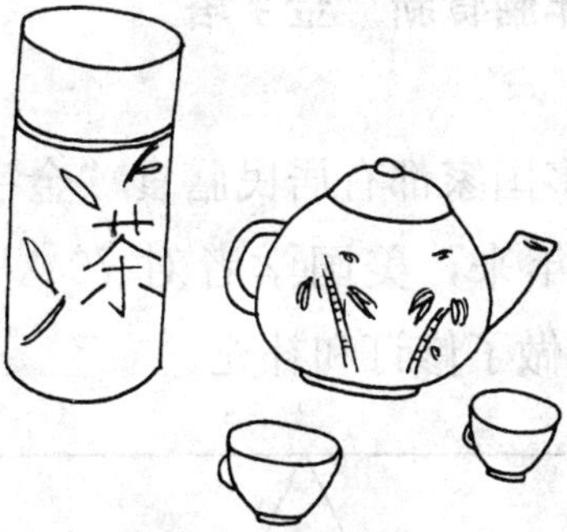

饮茶还具有抗辐射作用，是防治辐射损伤的天然饮料。一些学者发现，接受放射治疗的肿瘤患者，受到辐射污染用茶叶治疗一个月后，白细胞总数可普遍升高，白细胞分类异常现象可有一定程度的改善，并有升高血小板的作用。

另外，常饮茶还可防止衰老。有不少长寿老人有饮茶的嗜好。研究发现，茶叶的多酚类化合物，是一种强有力的抗氧化物质，对细胞变异有着很强的抑制作用。茶叶还具有阻断人体内亚硝胺合成的能力，有预防肝癌的作用，其中绿茶优于红茶。

饮茶宜清，忌多、忌浓。空腹不宜饮浓茶，脾胃虚

君子和气，小人斗气；君子助人，小人伤人

寒者不宜多饮茶。服药时禁用茶水，以免使药性丧失。另外，患有各类心脏病、神经衰弱、高血压及甲亢的病人也不宜饮浓茶，浓茶能引起心率加快和失眠。便秘者也不宜饮浓茶，以免引起肠道蠕动缓慢，加剧便秘。

三、中老年膳食新“金字塔”

世界上许多国家都有居民膳食“金字塔”来指导人们的膳食。近年来，美国学者对 70 岁以上老年人的“膳食金字塔”做了修订和补充。

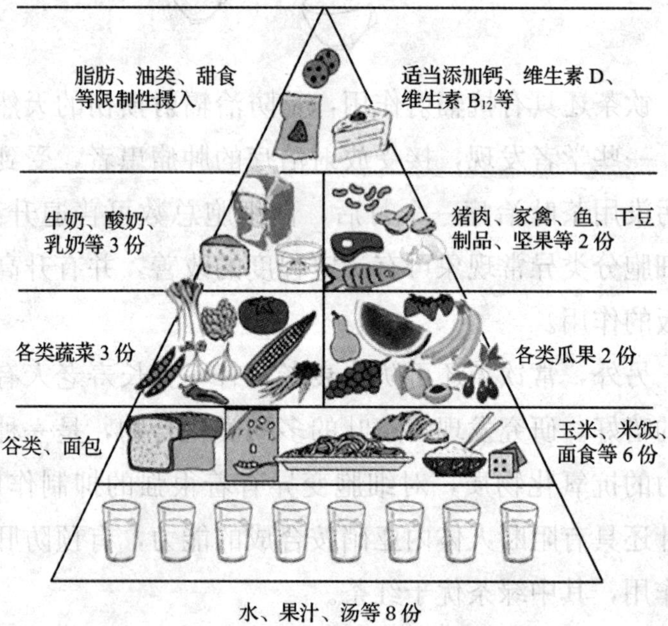

（一）基座底部由水分组成

原有“膳食金字塔”的底部由占份额最大的谷物组成，包括玉米、米饭、面包和面条等。现今，金字塔的基座底部以8个份额的水、果汁或汤组成，与谷类粮食仅占6个份额的上一层相比，水分占的位置更为重要。因为中老年人的生理特点是即使口渴对水分的要求也不如年轻人那样明显，时常有体内缺水的危险。新的金字塔强调中老年人要多饮水，以防止大便秘结和机体缺少水分。

（二）充足的特殊营养物质

中老年人活动量与食入量日渐减少，为了保持中老年人机体的体重和健康状态，金字塔严格要求每日必须提供充足的特殊营养物质，例如提供抗氧化物质以防止伴随年老产生的自由基损害；提供足够的维生素D和钙质来保护骨骼的健壮；提供丰富的叶酸来维护脑力活动的充沛并减少脑卒中和心脏病的发生。金字塔还提醒中老年人要注意摄入营养密度高的食物，主要指蔬菜、水果，如菠菜、橘子、黄色的甘薯和南瓜、色泽鲜艳的水果等。水果往往含有大量的维生素A、维生素C和叶酸，如草莓、芒果等。

（三）高纤维素的摄入

在新的金字塔中，几乎每层都尽可能加入纤维素的象征性标志。多吃全谷类粗粮，选择糙米而不是精米，多吃胡萝卜、橘子而不仅是喝胡萝卜汁和橘子汁，每周至少两次吃豆荚类食物，用大豆、扁豆来代替肉类食品。由于中老年人大多数存在肠功能逐日衰退的问题，这些高纤维食物含有较低的胆固醇，从而减少中老年人患心血管疾病和癌症的危险性。

（四）某些营养素需要额外补充

由于中老年人机体代谢功能的减弱而影响了部分中老年人所必需营养物质的摄入和吸收，因此中老年人额外补充一些机体需要的营养素是必不可少的。比如钙和维生素 D 的补充对防止骨质疏松是必要的。补充维生素 B_{12} 能帮助机体维持正常的神经功能以及减少痴呆的发生。有 1/3 的中老年人会逐渐出现萎缩性胃炎和胃酸、胃蛋白酶的分泌减少，并由此导致对食物中维生素 B_{12} 吸收减少，而纯维生素 B_{12} 补充剂则能很好地被吸收。但大多数营养学家都认为维生素的补充不能取代健康食物的选择，如每日一杯牛奶是钙、钾和维生素 B_{12} 最好的来源。

（五）限制脂肪、油类和甜食的摄入

这一点和传统金字塔相同，塔的顶尖部分份额最小，提倡限制脂肪、油类和甜食的摄入，如蛋糕、饼干、快餐和各种小吃。这些食品热量高但营养物质少，中老年人不宜多吃。蛋白质的供给要注意相互搭配，如谷类、豆类、瘦肉、蛋禽相互搭配以减少饱和脂肪和胆固醇的摄入，从而做到平衡膳食。

四、离退休人员健康饮食习惯

离退休人员的饮食和营养摄取需要特别照顾，以下是适用于离退休中老年人的健康饮食习惯。

（一）少量多餐，以点心补充营养

中老年人由于咀嚼及吞咽能力都比较差，往往一餐吃不了多少东西，而且进食时间又拖得很长。为了让中老年人每天都能摄取足够的热量及营养，营养师建议让老年人一天分5～6餐进食，在三次正餐之间另外准备一些简便的点心，例如低脂牛奶泡饼干（或营养麦片）、低脂牛奶燕麦片，或是豆花、豆浆加蛋，也可以将切成小块的水果或水果泥拌酸奶食用。

（二）主食加入蔬菜一起烹调

为了方便中老年人咀嚼，尽量挑选质地比较软的蔬菜，像西红柿、丝瓜、冬瓜、南瓜、茄子及绿叶菜的嫩叶等，切成小丁块或是刨成细丝后再烹调。如果老人平常以稀饭或汤面作为主食，每次可以加入1～2种蔬菜一起煮，以确保每天至少吃500克的蔬菜。

（三）以豆制品取代部分动物蛋白质

中老年人必须限制肉类的摄取量，一部分的蛋白质来源应该以豆类及豆制品（如豆腐、豆浆等）取代。中老年人的饮食内容里，每餐正餐至少要包含170克质量好的蛋白质（如瘦肉、鱼肉、蛋、豆腐等），素食者要从豆类及各种坚果类（如花生、核桃、杏仁、腰果等）食物中获取优质蛋白质。

（四）每天吃350克水果

水果是常被中老年人忽略的食物。一些质地软的水果，如香蕉、西瓜、水蜜桃、木瓜、芒果、猕猴桃等都很适合中老年人食用。身体健康的中老年人每天可以吃350克水果。可以把水果切成薄片或是以汤匙刮成水果泥食用。如果要打成果汁，必须注意控制分量，打汁时可以加些水稀释。

（五）补充维生素B

维生素B与老人易罹患的心血管疾病、肾脏病、白内障、脑部功能退化（认知、记忆力）及精神健康等都有相当密切的关联。无论生病、服药或是手术过后，都会造成维生素B大量流失，因此对于患病的中老年人来说，需要特别注意补充维生素B。

没有精加工的谷类及坚果中都含有丰富的维生素B，所以在为中老年人准备三餐时，不妨加一些糙米、胚芽等和白米一起煮成稀饭，或者将少量坚果放进搅拌机里打碎成粉，加到燕麦里一起煮成燕麦粥。

（六）限制油脂摄取量

老年人摄取油脂要以植物油为主，避免肥肉、动物油脂（如猪油、牛油），而且要少用油炸的方式烹调食物。另外，甜点糕饼类的油脂含量也很高，尽量少吃这一类的高脂肪零食。最好多元不饱和脂肪（如玉米油、葵花油）和单元不饱和脂肪（如橄榄油、花生油）轮流换着吃，这样能比较均衡地摄取各种脂肪酸。

（七）少加盐、味精、酱油，善用其他调味方法

味觉不敏感的中老年人吃东西时常觉得索然无味，食物一端上来就猛加盐，很容易吃进过量的钠，埋下高

血压的隐患。

可以多利用一些具有浓烈味道的蔬菜，例如香菜、香菇、洋葱，用来炒蛋或是煮汤、煮粥。利用白醋、水果醋、柠檬汁、橙汁或是菠萝等各种果酸味，也可以变化食物的味道。用一些中药材，尤其像气味浓厚的当归、肉桂、五香、八角或者香甜的枸杞、红枣等取代盐或酱油，丰富的味道有助勾起中老年人的食欲。

（八）少吃辛辣食物

虽然辛辣香料能引起食欲，但是中老年人吃多了这类食物，容易造成体内水分、电解质不平衡，出现口干舌燥、火气大、睡不好等症状，所以少吃为宜。

（九）白天多补充水分

因为担心尿失禁或是夜间频繁跑厕所，不少中老年人整天不大喝水。其实应该鼓励老人在白天多喝白开水，也可泡一些花草茶（尽量不放糖）变化口味，但是要少喝含糖饮料。晚餐之后，减少摄取水分，这样就可以避免夜间上厕所影响睡眠了。

（十）每天服用一颗复合维生素补剂

中老年人的个体差异很大，加上又长期服药，所以每个人需要额外补充的营养素也大不相同。让中老年人每天服用一颗复合维生素补剂是最基本且安全的强化营养方法，尤其可以补充中老年人特别需要的维生素 B、抗氧化维生素 C 及 E、维持骨质的钙、增强免疫力的锌等。不要擅自服用高剂量的单一补充剂，尤其是脂溶性的维生素 A、D、E 等，吃得过多会累积在体内，甚至引发毒性。

五、中老年人常见病的饮食疗法

中老年人由于体弱多病，加之机体代谢和排泄功能下降，服药后常常会产生一些不良的副反应。如果适当采用饮食疗法，既可避免不良的副反应，又能取得较好的效果。为此，介绍几种老年常见病的饮食疗法供参考。

（一）感冒

- 感冒初期，可用红糖泡水热服。
- 伴有发热者，可用葱白、生姜各 15 克，食盐 3 克，捣成糊状，用纱布包裹，涂擦前胸、后背、脚心、手心及肘窝、腘窝，然后卧床半小时即会出汗退热。
- 白菜心 250 克，白萝卜 60 克，水煎，加红糖适量，饮数次即愈。
- 橘皮 15 克，加水 250 毫升，煎水，白糖适量，趁热饮下。

（二）慢性支气管炎

● 杏仁、冰糖等少量，研碎混匀，每天早晚各服10克，1天为一疗程。

● 大蒜、醋各250克，红糖100克，捣碎泡入糖醋中一周，日服3次，每次1汤匙。

● 芝麻油20毫升、醋50毫升、鸡蛋3个，用油炒鸡蛋，炒熟后加醋炖，吃蛋饮汤，早晚各一次。

● 豆腐500克，饴糖60克，生萝卜汁1酒杯，混合煮沸，每日服用2次。

（三）冠心病

● 茶树的根洗净切片，每日30克，糯米酒50克，水适量，盛入瓦罐内，文火久煎取浓汁，每晚睡前温服，3天为一疗程，连服2～3个疗程。

● 豌豆苗30克，捣烂包于布中榨汁，每次半杯，略加温后服用，每日2次。

● 山楂10～15克，水煎服，每日2次。

（四）高血压

● 海带30克，草决明15克，水煎，吃海带饮汤。

● 陈醋100～200毫升，加入冰糖，搅动溶化成冰糖酸醋汤，每餐饭后饮1匙羹。

● 荸荠、海蜇皮浸洗，除去盐分，各50～100克，煮汤饮，每日2次。

● 鲜花生秧和花生叶各30克，水煎服，每日3次。

● 剥食葵花子，每日早晚各一把，同时取新鲜芹菜榨汁早晚各饮半杯。

● 花生米浸入醋中一昼夜，每日早餐后吃10～20粒。

（五）糖尿病

● 鲜苦瓜做菜，每餐50～100克，或用苦瓜制成干粉，每日3次，每次10克，温开水送服。

● 鲜菠菜根90克，鸡内金15克，水煎，每日服用2次。

● 五加皮、五味子各6克，开水冲泡，每日1剂。

● 山药15克，黄连6克，水煎服，每日1剂；或山药、天花粉等份，每日30克，水煎，分2～3次服用。

六、中老年人四季饮食调养

（一）中老年人春季饮食调养

“春气之应，养生之道也”。对人来说，春天更应该注意饮食调养，以保健康。

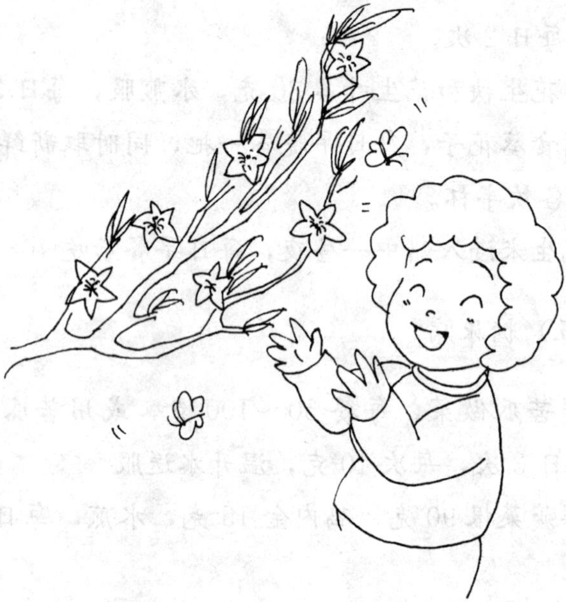

春季气温变化大，所以春季的营养构成应以高热量为主，由于冷热刺激可使体内的蛋白质分解加速，导致机体抵抗力降低而致病，因此需要补充优质蛋白质食品，如鸡蛋、鱼类、鸡肉和豆制品等。

春季细菌、病毒等微生物开始繁殖，活力增强，容易侵犯人体而致病，所以在饮食上应摄取足够的维生素和无机盐。小白菜、油菜、柿子椒、西红柿等新鲜蔬菜和柑橘、柠檬等水果，富含维生素 C，具有抗病毒作用；胡萝卜等黄绿色蔬菜，富含维生素 A，具有保护和增强上呼吸道黏膜和呼吸器官上皮细胞的功能；富含维生素 E 的食物也应食用，以提高人体免疫功能，增强机体的抗病能力，这类食物有芝麻、青色卷心菜、菜花等。

我国医学还认为，“春日宜省酸增甘，以养脾气”。这是因为春季肝气最旺，肝气旺会影响脾，所以春季容易出现脾胃虚弱病症。多吃酸味食物会使肝功能偏亢，故春季饮食调养，宜选辛、甘温之品，忌酸涩。饮食宜清淡可口，忌油腻、生冷及刺激性食物。

春季养生“当需食补”。但必须根据春天人体阳气逐渐生发的特点，选择平补、清补的饮食，以免适得其反。营养学家认为，中老年人有早衰现象者，患有各种慢性病而体形瘦弱者，腰酸眩晕、脸色萎黄、精神萎靡者，均可利用春天这个季节，根据个人体质及病情，选择适当的食补方法，以防病治病。

中老年人有上述情况者，可采用平补饮食。具有这种作用的食物有荞麦、薏仁等谷类，豆浆、赤豆等豆类，橘子、苹果等水果以及芝麻、核桃等坚果类，可长期服用。

中老年人如有阴虚内热者，可选用清补的方法。这类食物有梨、莲藕、荠菜、百合等。此类食物食性偏凉，食后有清热消炎作用，有助于改善不良体质。病中或病后恢复期的中老年人的进补，一般应以清凉、素净、味鲜可口、容易消化的食物为主，可选用大米粥、莲子粥、青菜泥、肉松等。

（二）中老年人夏季饮食调养

老人由于年龄增长，各种内脏器官机能下降，消化吸收能力减弱，应激能力较差，夏季尤其是在“湿热”环境中，容易出现不思饮食、消化不良、疲乏无力、心烦气躁等多种“苦夏”症状。因此，老人夏季饮食调理也有讲究。如果因为出汗而摄入热量过多，会增加身体的负担。相反，因为没有食欲而摄入热量过少，又会导致营养不良。中老年人夏季饮食应注意以下几点。

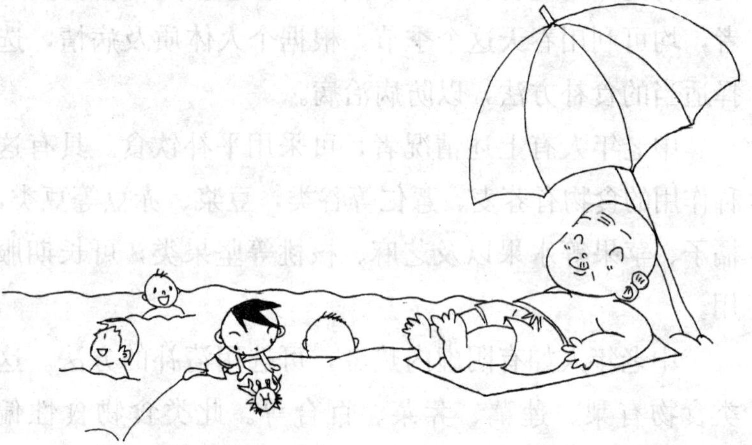

1. 主食不过少

尽量做到粗细粮搭配，品种多样化。可以在补充人体所需要热量的同时，补充多种维生素、矿物质。

2. 荤食不过量

最好选用去皮禽肉（如鸽肉、鸭肉等）、鱼虾类等平凉性肉食。

3. 每天一瓶奶

有人因为夏季天热，怕牛奶“上火”而停奶，其实没有必要。可以根据个人情况选择低脂奶、脱脂奶或酸奶。对牛奶过敏或不食牛奶的老人，可以选择豆浆等替代品。

4. 每天一个蛋

鸡蛋中的蛋白质和人体所需的蛋白质组成最接近，是最理想的优质蛋白质来源。鸡蛋的烹制最好选用煮、蒸、炖，避免油煎。有高胆固醇症的老人可以吃半个蛋黄或不吃蛋黄。

5. 豆类不可缺

对健康而言，“大豆比黄金”。因为大豆制品中含有丰富的优质蛋白质和大豆磷脂，是中老年人心脑血管的保护因子，也是公认的长寿因子，因此进食适量的大豆制品是健康饮食不可缺少的内容。绿豆、红豆也是夏季的健康食品，特别是夏季午睡起来，可以喝上一碗清凉的百合绿豆汤，消暑解渴。

6. 蔬菜量要大

蔬菜可以补充人体需要的多种维生素和矿物质，可以起到一定的降血压、降血脂、降血糖等作用。夏季蔬菜丰富多彩，冬瓜、苦瓜、黄瓜、西红柿、空心菜、生菜等应有尽有，中老年人应多样化地选用，建议每天进

诸药为各病之药，茶叶为百病之药

食蔬菜 500 克左右。

7. 水果莫贪吃

水果可以提供丰富的水分、维生素 C 和膳食纤维，在炎热的夏季最受老人欢迎，但是水果中又含有很多单糖物质，如果糖、蔗糖等，因此中老年人不能贪吃，特别是患有糖尿病等慢性病的中老年人，建议每天吃水果不超过 150 克。

8. 油盐不要多

油脂和盐是中老年人心脑血管疾病发病危险因素，无论是色拉油、豆油、菜籽油还是橄榄油或麻油，每日用量最好不超过 25 克，盐的用量不能超过 6 克。

9. 零食有讲究

如果老人出现食欲不振的情况，可安排少量多餐，零食作为加餐可安排在正餐后 1.5～2 小时。中老年人的零食可选用莲子粥、荷叶粥、小水果、黄瓜、西红柿等。

10. 饮水要科学

夏季老人要注意补充水分，以饮温开水或温的淡茶水为好。还可以自制绿豆汤、乌梅汤、山楂水、菊花茶等饮料。最好不喝碳酸饮料和含糖饮料。建议早晨起床后及晚间睡前饮一杯温开水。喜欢运动、出汗多的老人，则要注意补充含电解质的水，如淡盐水、矿泉水，以补充从汗液丢失的电解质。

（三）中老年人秋季饮食调养

秋季的特点是由暖转寒，天气干燥，故中医学将夏末秋初称为温燥，秋末冬初称为凉燥，饮食养生方法有所不同。秋季饮食养生的总原则是：饮食荤素搭配；多食清凉多汁的蔬菜水果；适量地补充蛋白质和无机盐。

所谓荤素搭配，是指肉蛋类和蔬菜类相互搭配食用。清凉多汁的蔬菜水果，是指如黄瓜、梨等含水分较多的食品。

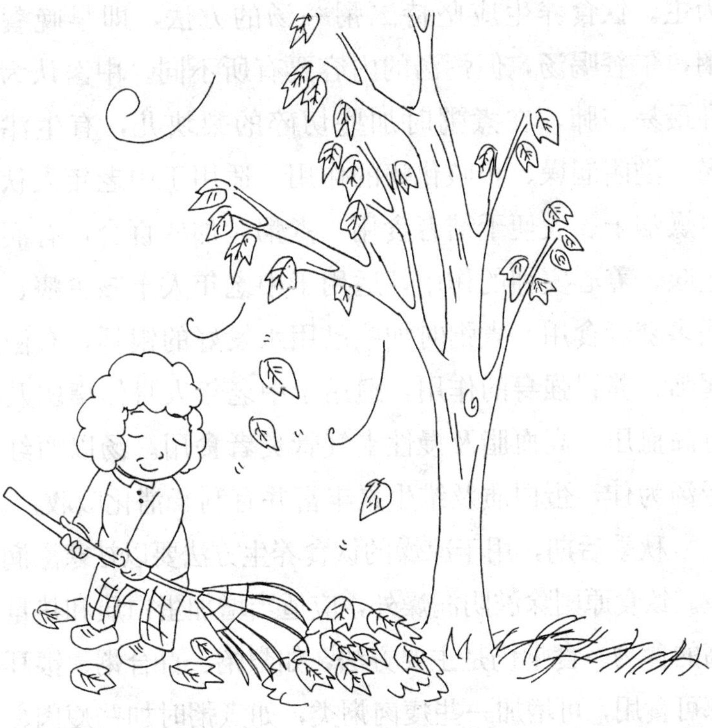

中医养生学认为燥为秋季的主气，有温燥与凉燥之分，故饮食养生也要按秋季的前期和后期来进行。秋季的前期，夏日的炎热天气尚未完全消退，而初秋的干燥气候已经来临，所以炎热和干燥均耗散津液，引起机体干燥不润的症状，如口鼻干燥、咽干、口渴、皮肤干燥、大便干结、小便短少等。秋季的后期，秋日的凉爽干燥依然存在，初冬的寒冷之气已经来临，所以除口燥咽干外，尚有皮肤干燥皲裂、便秘等症状。

秋季前期，用于温燥的饮食养生方法要以清热滋润为主。饮食养生应坚持二粥一汤的方法，即早晚餐食粥，午餐喝汤，但粥汤的内容要有所不同。中医认为燥邪最易伤肺，在煮粥时加些切碎的梨块儿，有生津止渴、滋阴润燥、止咳化痰的作用，适用于中老年人秋季口燥咽干、大便干结者食用。煮粥时加些百合，有润肺止咳、养心安神的作用，适用于中老年人干咳少痰、失眠多梦者食用。煮粥时加些已用水发好的银耳，有滋阴润肺、养胃强身的作用，适用于中老年人身体虚弱及患有高血压、高血脂及慢性支气管炎者食用。汤以西红柿蛋汤为佳，蛋白质及维生素丰富并有利于消化吸收。

秋季后期，用于凉燥的饮食养生方法要以祛寒滋润为主。饮食原则除滋阴润燥外，应适当增加蛋白质和热量较高的食物。食粥仍是主要方法，如梨粥、百合粥、银耳粥都可食用，可增加一些瘦肉粥类，如煮粥时加些瘦肉、皮蛋等，以补充蛋白质的消耗。可进食栗子粥、桂花莲子粥、龙眼肉粥、红枣粥等，并多食一些温性的蔬菜水果，如南瓜、葱姜、香菜、桃、杏、大枣、荔枝、乌梅等。

（四）中老年人冬季饮食调养

冬季要适当进补，适量摄取富含蛋白质和脂肪的食物，如瘦肉、奶酪、豆浆等，以增加体内热量，增强抗御风寒的能力。肉类可选牛、羊、鸡、鱼等富含动物蛋白的品种；油脂类以植物油为主，如花生油、菜籽油等，对降低胆固醇有一定作用。

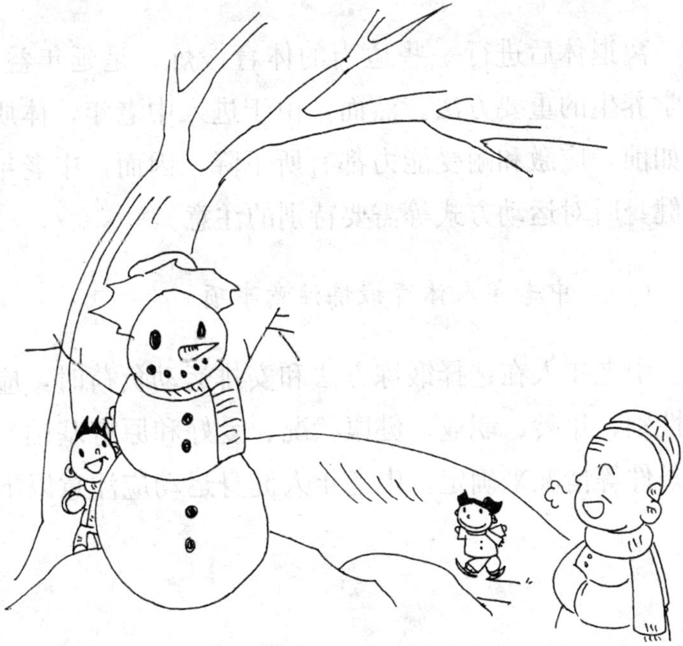

人老有三不：不闲着，不累着，不气着

中老年人每至冬季常常出现皮肤干燥瘙痒或夜尿频多等现象，在饮食方面可酌情进行选择。预防冬季瘙痒症可多吃具有润肤除燥的食物，如鱼、鸭、鸡、瘦肉、百合、萝卜、大枣、芝麻、核桃及新鲜蔬菜等，少吃或不吃辛辣刺激性食物，不饮酒、不喝浓茶等；防止夜尿多者，可多食些富含维生素 A 或适量含糖食物（如水果），限制食盐和水分的摄入量，特别是晚餐不宜过量吃流质食物，避免饮茶喝酒等。

七、中老年人的运动健身

离退休后进行一些适当的体育锻炼，是延年益寿、科学养生的重要方法。然而，由于进入中老年，体质已不如前，应激和耐受能力都有所下降，因而，中老年人在健身时对运动方式等需要特别的注意。

（一）中老年人体育锻炼注意事项

中老年人在选择锻炼方法和安排运动负荷时，应根据性别、年龄、职业、健康状况、爱好和原有基础、生活条件等情况来确定。中老年人健身运动应注意以下几点。

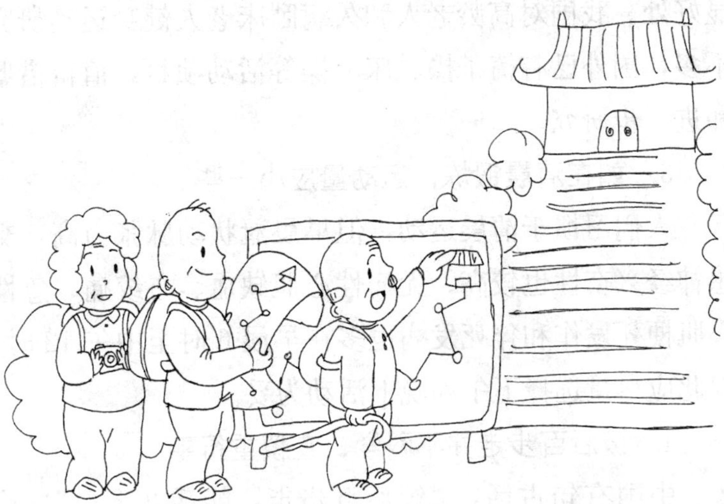

1. 运动强度应从轻度活动开始

据研究发现，长期坚持低能量运动的中老年人较不参加或偶尔参加剧烈运动的人，不仅能使心血管疾病、糖尿病、老年性痴呆等患病率减少35%，而且降低了死亡率。运动时间每天可一次或几次相加在30分钟以上，行有余力者可以过渡到中度，身体健康者也可直接从中度运动开始，重度运动应慎重，剧烈运动应列为禁忌。

2. 运动类型应灵活多样并注重康乐

太极拳、扭秧歌、跳老年迪斯科、打门球、做体操均可，步行也是很好的锻炼方式。70岁以上中老年人坚持每天步行30分钟者，男性对骨盐含量、肺功能和上楼梯能力有明显好处；女性对肌力和上楼梯速度，有明显好处。我国对高龄老人和久病卧床老人健身运动研究不多，国外已有椅子操、床上操等活动项目，值得借鉴和进一步研究。

3. 如在清晨锻炼，运动量应小一些

人们习惯于清晨运动，但早晨冠状动脉张力高，交感神经兴奋性也较高，无痛性心肌缺血、心绞痛、急性心肌梗死发作和猝死发病也多在早晨6时至中午12时，因此应尽量选择下午和晚上活动为妥。

4. 饭后百步走并不科学，宜慎重行事

中国有句古话："饭后百步走，能活九十九"，从近代医学观点来看，中老年人不宜提倡饭后百步走，因为吃饭特别是吃饱饭对于有心血管疾病者是一种负荷。河北省老年医学研究所于数年前研究中老年人餐后运动时发现，在餐后60分钟血压由餐前的139毫米汞柱降到129毫米汞柱，而心率上升15次/分，中度运动后出现体位性低血压者占25%，说明餐后运动对心血管系统有一定负面作用，但心电图并无改变。因此，中老年人应避免在餐后特别是饱餐后两小时内进行健身运动。

5. 运动健身要持之以恒

维持体力活动的健康效果有赖于长期坚持。一般停练数周后这种效果逐渐消失，至于生病或在酷暑严寒季节，可以暂时停练。

总之，中老年人参加健身运动必须把握几个原则：一是要因人而异。每个人体力不同，健康状况不一样，参加的项目和运动量也不能千篇一律。二是要循序渐进，活动强度应先轻度，视自己的健康状况逐步加大运动量。三是贵在坚持，只有坚持长期锻炼，才能见到效果。

（二）适合中老年人锻炼的运动项目

根据中老年人的生理特点，适合锻炼的体育项目应以动作缓慢柔和、能使全身得到活动、活动量容易调节而又简便易学为原则。离退休人员可根据自己的年龄、性别、体质状况、锻炼基础、兴趣爱好及周围环境条件等因素，选择适宜的锻炼项目。

下面介绍几类适合中老年人锻炼的体育项目。

1. 散步

散步对所有人而言，都是最好的运动。散步的优点很多，简单、方便、实用，不需要专门的学习，随时随地都可进行，人人都可进行。散步不仅具有良好的健身作用，还能调节精神，所以人们说散步是一种最好的锻炼方法。尤其是对离退休的中老年人，散步是一种最简单易行，又能祛病强身、延年益寿的运动，对中老年人的身心健康是十分有益的。

散步是一种缓和轻松的健身运动。散步时，人们通过两腿不停地交替移动，不仅能锻炼肌肉、活动筋骨、强健腿足，还能促进血液循环，使心跳加快，心排血量增加，这对心脏是一种很好的锻炼，对防治高血压、冠心病均有益处。在紧张的脑力劳动后，散步能调节大脑皮层的功能，可消除疲劳、健脑益智，有助睡眠，并能改善呼吸功能，有养神舒心的效果。散步可促进新陈代谢，增加能量消耗，促进体内多余脂肪的利用，有助于防治糖尿病和肥胖症。散步还可以增强消化腺的分泌功能，促进胃肠有规律的蠕动，对由于胃肠功能紊乱而导致便秘的老年人，散步有利于保持排便通畅；失眠的老年人，睡前散步有助于安眠。

步行作为健身的运动项目，要有一定的速度才能达到目的。一般来说，步行以中速（每分钟 80～90 步）或快速（每分钟 100 步以上）的方法进行锻炼，才能达到良好的效果。每天步行的总量在 6 000 步左右，以步行 1 小时左右为宜。步行时最高脉搏数保持在 110～120 次/分，且以自我感觉良好为准。有的中老年人可能达不到这个指标，没有关系，只要以自己能达到的速度坚持进行锻炼，也能收到较好的效果。

2. 慢跑

跑对锻炼人的心肺功能颇有好处，是适宜中老年人强身健体、防治疾病的体育锻炼项目之一。

慢跑可加强和改善心脏的泵功能，加强心肌收缩力，增加心排血量，并可增加冠动脉血流，改善心肌营养，防止或减少心绞痛发作，对防治冠心病有较好的作用。慢跑能改善大脑皮质功能，调节皮质和内脏的联系，改善各系统器官的协调性，调节血管收缩、舒张功能，使血管弹性增加，有利于稳定血压，患有高血压者可促使血压逐渐下降。慢跑时吸入的氧气量比静坐时多 8 倍，可使肺活量明显增加，较好地改善和提高肺功能。慢跑还可降低体重，改善脂肪代谢，降低血中三酰甘油和胆固醇的含量，并能促进已经沉积在动脉壁上的胆固醇逐渐消退，防治高脂血症、肥胖症、冠心病、动脉硬化、高血压病等疾病。

中老年人跑步应以慢跑为主，但一定要量力而行。开始时适当进行准备活动，缓慢地活动一下肢体，使全身肌肉放松，并使心跳和呼吸适应运动的需要；跑步时脚步要轻快，双臂摆动自然；跑的速度为每分钟 120～130 米，以自己不觉得难受、不气短、能边跑边与别人说话为宜；慢跑结束后不宜马上停下来，而应缓慢步行或原地踏步做些放松整理活动，逐渐恢复到安静状态。对于体质较差或以前缺乏锻炼的老年人，可先采取走、跑交替的方式，逐渐适应后再行全程慢跑。跑步的距离由近到远，速度由慢到快，时间由短到长，以自觉全身舒畅为度。

3. 太极拳

太极拳是我国传统的健身运动项目，具有健身和延年益寿的功效，有“老人健身宝”之誉，是一种非常适合于中老年人生理特点、安全而有效的锻炼项目。

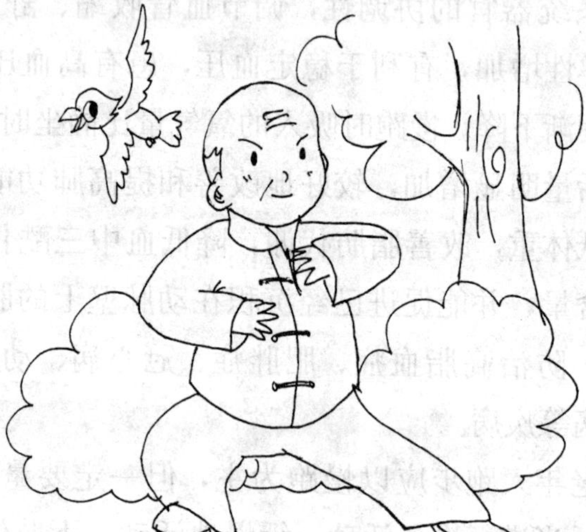

太极拳对防治慢性疾病有较好的效果，尤其对体质弱及有慢性病的老人更为适宜。首先，打太极拳时全神贯注，注意力高度集中。眼随手转，步随身换，动作圆滑、连贯、稳健、协调，动中取静，有利于大脑的休息；其次，有助于延缓肌力衰退，保持和改善关节运动的灵活性；第三，太极拳动作缓慢柔和，柔中有刚，肌肉有节奏的舒缩，对调节大脑皮质和自主神经系统功能具有独特的作用；第四，可治疗多种慢性疾病，如高血压、神经衰弱、溃疡病、肺结核、肝炎恢复期、骨关节病等，具有祛病延年的功效。

太极拳的流派较多，初学者以练习国家体委公布的"简化太极拳"为佳，简便易学、效果较好。练拳要选在地面平坦、环境幽静、空气新鲜的室外或室内进行，最好在清晨或傍晚锻炼。可根据个人的体力来调节练拳时间、次数和动作快慢，最好是每日早、晚各练1次，每次10～15分钟。

4. 气功

气功是传统医学宝库中独特的强身健体方法之一。气功就是锻炼人体内部的元气，通过调整姿势、调整呼吸、调整精神的锻炼方法来调整身体内部的功能，达到祛病强身健体的目的。中医认为气功有平衡阴阳、调和气血、疏通经络和协调脏腑的功用。现代医学已证明，气功锻炼对呼吸、消化、循环、神经和内分泌功能都有良好的作用，对高血压病、神经衰弱、肠胃病、糖尿病、冠心病、慢性支气管炎等疾病，均有较好的防治作用。因此，气功可增进身体健康，延缓衰老，益寿延年。

气功从练功方法上讲，分为动功和静功两大类，老年人以练静功为好。目前流行的气功很多，老年人可根据身体状况，选择适合自己的锻炼功法。

5. 球类运动

适合于老年人锻炼的球类运动有健身球、乒乓球、羽毛球、网球、台球、门球和高尔夫球等，可根据个人的兴趣和爱好加以选择。

健身球运动是一项既有趣味性，又有娱乐性的运动。目前健身球有空心铁球、石球、玉球等，均有不同的型号。锻炼时，手持两个健身球，沿顺时针或逆时针方向有节奏地转动，每次可练10余分钟，每天可练数次。健身球主要是增强指、腕关节的韧性、灵活性和协调性，可增强指力、掌力、腕力，对预防老年人手抖及指关节和腕关节僵直颇有好处。健身球刺激手掌穴位，可反射性地调节中枢神经系统的功能，起到健脑益智、消除疲劳的作用，同时还有舒经活血、强筋健骨、强壮内脏的功效。因此，老年人坚持健身球锻炼是有益的。

乒乓球锻炼可增强四肢、腰部、背部和胸部肌肉的力量，提高机体的耐受力，可有效地增强内脏功能，延缓衰老。老年人进行乒乓球锻炼的目的在于强身健体，而不要把注意力放在比赛的胜负上。

羽毛球运动器材简单，携带方便，容易掌握，室内、外均可进行。其运动量可大可小，适合老年人锻炼。羽毛球锻炼可增强腰背、腹肌和四肢肌肉的力量，提高大脑皮层的兴奋性及小脑的灵活性和协调性，有益智健脑的作用。

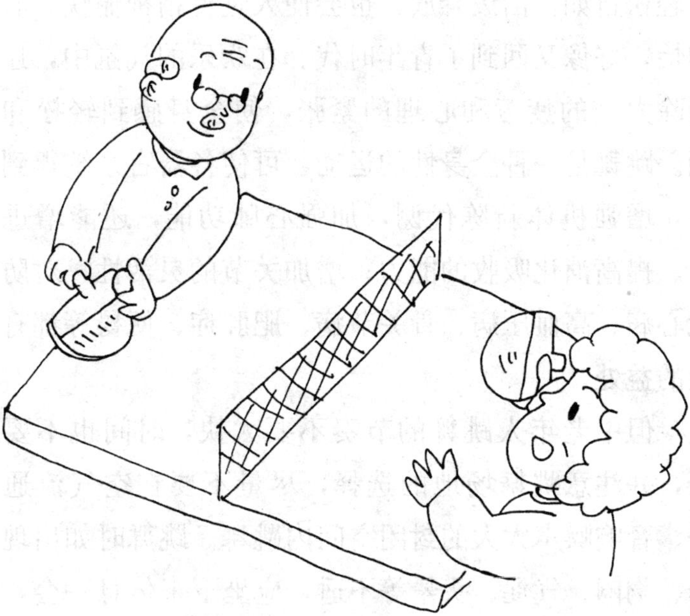

门球运动有竞争性，比赛时间短，运动量不大，而趣味性很强，比较适合老年人。门球运动可增强腰背、四肢肌肉力量，并有健脑作用。

除此之外，网球、台球、高尔夫球等也都是适合中老年人锻炼的球类运动，中老年人可根据自己的具体情况选择参加。

6. 跳舞

跳舞是一种把舞蹈和音乐结合在一起，有益于老年人身心健康的文化娱乐活动，也是一种适宜的体育锻炼。中老年人可以跳交际舞、中老年健身操或中老年迪斯科。随着欢快、悠扬动听的音乐旋律翩翩起舞，会让人轻松自如，活泼奔放，也会使人觉得精神愉快，心旷神怡，好像又回到了青年时代。在欢乐的气氛中，还可消除大脑的疲劳和心理的紧张，使全身感到轻松和协调。跳舞是一种全身性的运动，可使各器官系统得到锻炼，增强机体新陈代谢，加强心肺功能，还能增进食欲、提高消化吸收的能力；增加关节的灵活性，对防治冠心病、高血压病、骨关节病、肥胖症、便秘等都有一定的益处。

但中老年人跳舞的节奏不要太快，时间也不要过长，并注意跳舞场地的选择，尽量不要在空气流通不好、音响噪声太大的封闭空间内跳舞。跳舞时如出现心悸、胸闷、气促、头晕等不适，应坐下来休息一会，待症状消失后再视情况进行。

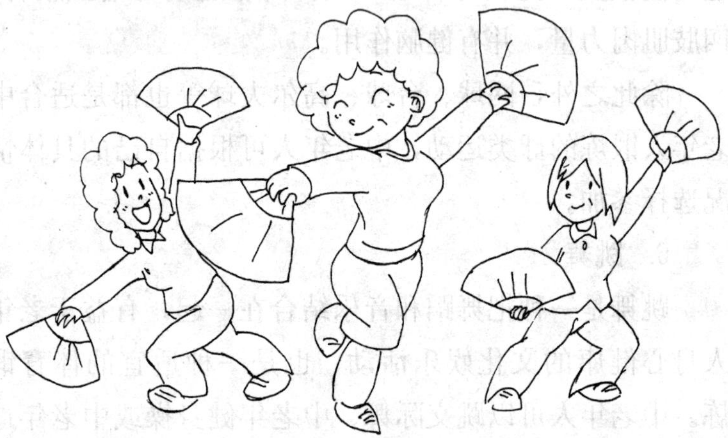

（三）适合患病中老年人的运动方式

中老年人应该定期请医师做详细的健康检查，一方面可以找出适当的运动方法，另一方面可以评估持续运动后对身体健康的影响。对患有以下常见慢性病的中老年朋友在做运动时有如下建议。

1. 心脏病

运动量应循序渐进，以运动、休息、再运动的间断方式慢慢增加运动量。此外，避免冷天运动，若有心脏手术病史者，须经心脏医师评估，再参与运动。

2. 糖尿病

糖尿病患者应避免早上空腹未进食就运动，或者是过分参与激烈运动，导致低血糖产生，最好是饭后 1 小时再运动，或在有人陪伴下运动；要注意胰岛素的注射必须在非主要运动部位进行，以免运动量过大，胰岛素吸收速度快，产生低血糖。

3. 高血压

高血压患者应注意，由于冬天清晨温度较低，所以要避免太早出门运动，而且要注意保暖；血压较稳定者，可以从事快走、慢跑、骑脚踏车、游泳等较激烈运动；血压较不稳定者，适合散步、体操等较温和运动。

4. 退化性关节炎

患有膝退化性关节炎的中老年人，不适合爬山或走长距离阶梯，可选择无负重状态的运动，如游泳、骑自行车等。

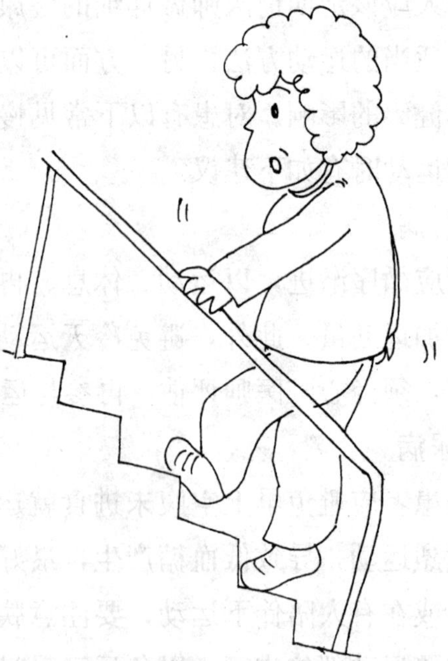

5. 视网膜病变

患有视网膜病变的患者，应避免跑步、举重等剧烈运动，经过激光治疗的患者，需要得到眼科医师的许可，才可以从事运动。

6. 骨质疏松症

患有骨质疏松症的中老年人，适合从事较温和且负重状态的运动，如散步、快走、慢跑等，应注意避免跌倒造成骨折。

下篇

离退休人员的疾病与医疗保健

古往今来，人们都在寻觅着健康、幸福和长寿的秘方，现在的中老年人，更是追求过一种既有“数量”又有“质量”的离退休生活。而基本的条件就是要有一个健康的身体。有一句老话说：“健康从预防开始”，的确，在健康保健中，疾病的预防更胜于疾病的治疗。《美国新闻与观察报》曾披露了一个令人震惊的数字：80％的医疗支出用在了那些可以预防的疾病上。所以，了解与健康有关的科学知识，掌握预防疾病和医疗保健的基本方法，对离退休人员幸福安度晚年极其重要。

一、离退休人员的定期体检

（一）定期体检的重要性

随着人们生活水平的提高，健康保健意识也普遍增强，但离退休人员能够坚持定期体检的却不多。不少中老年人认为人老了都会有病，不体检自己也知道，往往是病了才想起来看医生。而少数离退休人员甚至拒绝体检，认为检查出病来会背上思想包袱，影响快乐生活。

其实，坚持定期检查身体，及早发现病症，及时采取相应的治疗措施，是预防保健的关键一环，也是中老年人提高生活质量、安度晚年的重要保障。现在人们常说一句话："最好的药物是时间"，意思就是病越早发现，越早治疗，效果越好。而预防疾病的主要措施之一就是定期体检。

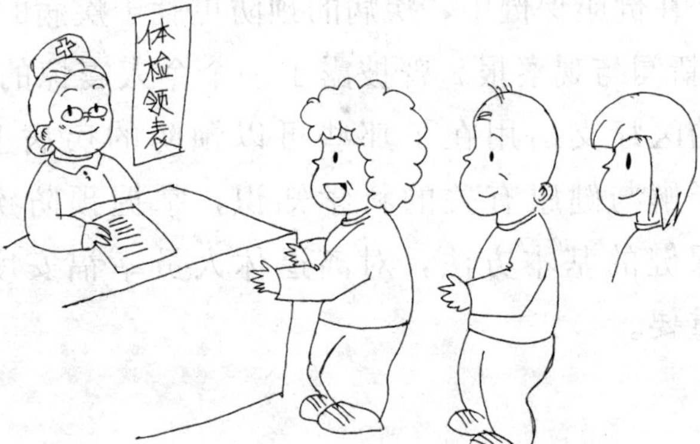

进入中老年期的离退休人员，随着年龄的增长，新陈代谢、免疫能力不断下降，成为了疾病发生的高危人群。虽然平时看起来一切都很正常，但一些疾病的发病率则很高，因为许多疾病早期没有或少有明显症状。如肺炎，年轻人会发烧咳嗽，而中老年人得了肺炎很多人并不发烧，但不发烧并不代表没病，相反可能更严重。有些中老年人患高血压、糖尿病十多年了，自己不知道，出现并发症了才发现。高血压病人的血压不是一下子就升得很高，它是一天一天慢慢发展的，人体适应了这种慢慢升高的血压，就不会觉得不舒服，糖尿病也是如此。体检的重要性就在于使这些潜伏在身体里的"定时炸弹"及早暴露，医生能在早期发现一些疾病征兆，可根据具体情况给予有针对性的及时治疗，这对逆转病情、恢复健康、提高生活质量至关重要，所以定期体检的重要性并不亚于治疗。坚持定期体检是离退休人员保持健康的第一步。

中老年人定期体检的时间建议：每半年或者一年至少进行一次全面的体格检查。

（二）定期体检的主要项目

体检的内容有很多种，根据不同人员的不同情况，可选择相关的体检项目。

1. 常规体检项目

常规的体检项目包括：体格检查、三大常规（血、小便、大便）、生化（肝肾功能、血脂、血糖）、肿瘤指标（CEA、AFP）、心电图、胸片、B超（肝胆胰脾、双肾、膀胱、前列腺、子宫附件）。

2. 体格检查项目

体格检查是指医生运用眼、手、耳、鼻等感官或借助简便器械对患者进行检查的基本方法。有些疾病，虽有了化验检查，以及X线、心电图等辅助检查资料，但仍需要通过医生详细的询问病史、全面而准确地体格检查，才可能得出初步的诊断。

以下是常见的体格检查分类和检查的基本内容。

（1）内科检查

胸部：有无胸部畸形，评判肺脏功能，可初判有无肺炎、胸膜炎、支气管炎等征象。初步判定心脏大小、心肌炎、心包炎、风心病、心脏瓣膜病变（心脏杂音）及各种心律失常等。

腹部：初步判定肝脾有无增大、有无肝硬化征象，有无腹部包块，有无胆囊炎、腹膜炎征象等。

神经系统：初步判定神经系统功能，通过定位体征可判定神经病变部位。

（2）外科检查

皮肤：可检出皮肤炎症、各种皮肤病。

淋巴结：淋巴结炎、淋巴结核、淋巴恶性肿瘤等。

甲状腺：甲状腺炎、甲状腺肿大、甲状腺功能亢进等。

乳腺：乳腺炎、乳腺增生症、乳腺纤维瘤及乳腺的各种良（恶）性肿瘤等。

脊柱四肢：畸形、软组织慢性损伤、关节功能障碍等。

肛门直肠：混合痔、肛乳头肥大、肛瘘、直肠息肉、肿瘤等，男性前列腺增生、肿瘤。

外生殖器：包皮过长、包茎、睾丸及副睾炎症和肿瘤、精索静脉曲张、外生殖器畸形、外生殖器的各种皮肤病变。

（3）眼科检查

视力：可检查出远近视、色盲及色弱。

外眼：急慢性结膜炎、沙眼、翼状胬肉等。

眼底：视网膜动脉硬化及高血压病的眼底改变、视神经萎缩、老年性黄斑变性、视网膜中央动脉栓塞等病变。

裂隙灯检查：细菌性角膜溃疡、病毒性角膜炎、角膜异物、白内障等。

（4）耳鼻喉科检查

鼻部：可查出各种鼻炎、鼻息肉、鼻中隔偏曲、良（恶）性肿瘤及各副鼻窦的炎症。

咽部：可查出咽炎、扁桃体炎及各种良（恶）性肿瘤。

喉部：喉、会厌、声带等的炎症、各种良（恶）性肿瘤。

耳部：外耳道炎症、湿疹，各种良（恶）性肿瘤，急（慢）性鼓膜炎症。

（5）妇科检查

妇科综合检查（妇检、白带常规、宫颈刮片、红外乳腺、妇科 B 超等）可诊断：外阴各种炎症、白色病变、巴氏腺囊肿；阴道、子宫、附件各种疾病；宫颈癌、卵巢肿瘤等。红外乳腺诊查乳腺增生症、乳腺纤维瘤及乳腺的各种肿瘤等。

3．中老年人的重点体检项目

（1）体重　定期称量体重、计算体重指数可得知自己的体重是否超重或过胖。肥胖是百病之源，高血压、冠心病、糖尿病、胆结石、乳腺癌等都与肥胖有一定的关系。

体重指数＝体重（千克）÷身高（米）的平方

体重指数在 20～24 为正常，大于 24 为超重，大于 28 为肥胖，小于 20 为体重不足。

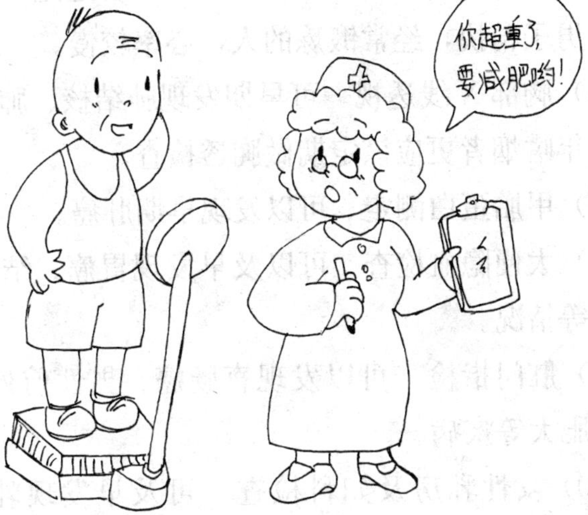

(2) 血压　定期测血压可以早期发现高血压，以便及早对症治疗。

(3) 眼底　进行眼底检查，可及早发现老年性白内障、原发性青光眼；观察视网膜动脉是否硬化，可知全身动脉硬化甚至脑动脉硬化的程度。患有高血压、冠心病、糖尿病及过度肥胖者，必须查眼底。对近期发生视物模糊并伴有头痛者，更需检查眼底。

(4) 小便　可以早期发现肾脏病、糖尿病；对于高血压、冠心病人等，查小便有利于了解有无肾动脉硬化，还可发现老年妇女的慢性肾盂肾炎。

(5) 心电图　心电图检查可发现冠心病的心肌缺血改变、心律失常；有胸闷心悸者，更应做检查。人的正常心率一般为 60～100 次/分；心率低于 60 次/分，为心动过缓；心率高于 100 次/分，为心动过速。女性的心率较男子稍快，经常锻炼的人，心率较慢。

（6）胸部 X 线透视　可早期发现肺结核、肺癌，尤其是常年嗜烟者更应该定期做胸透检查。

（7）甲胎蛋白测定　可以发现早期肝癌。

（8）大便隐血检查　可以及早发现胃癌、结肠癌及消化道等情况。

（9）肛门指检　可以发现直肠癌、男性前列腺癌、前列腺肥大等疾病。

（10）女性乳房及妇科检查　可及早发现乳腺癌、宫颈糜烂、子宫癌及附件类疾病。

（11）骨密度检查　可发现骨质疏松的症状，防治骨质流失。

（12）血糖检查　一般要空腹查血糖，有糖尿病家族史、肥胖、高血压的人，除了查空腹血糖外，还应做餐后血糖的测试，做好预防措施。

（13）口腔检查　牙不痛不意味着牙一定就没问题。有刷牙时流血、口臭、牙齿松动、吃热的食物会敏感和酸痛等症状，都说明牙齿存在问题，应该找口腔医生检查和治疗。

（三）体检注意事项

1. 做好体检前的准备

体检前 3～5 日饮食宜清淡，勿食猪肝、猪血等含血性食物。体检前一天忌酒，避免使用对肝肾功能有影响的药物，若正在服用抗生素类药物或维生素 C，待停药 3 天后再接受体检。体检前一天不要进行剧烈运动，检查前一日晚上 12 点以后要完全禁食（包括饮水）。

体检当天要穿宽松的衣服以便于穿脱，不要带手机以及贵重物品，以免丢失。体检前不要紧张，可稍微休息，调整一下心态，以保持血压的稳定。如曾经动过手术，要带相关病历和资料。

抽血及做肝、胆 B 超需空腹进行；做膀胱、前列腺、子宫、附件 B 超时需要憋尿；如无尿，需饮水至膀胱充盈。

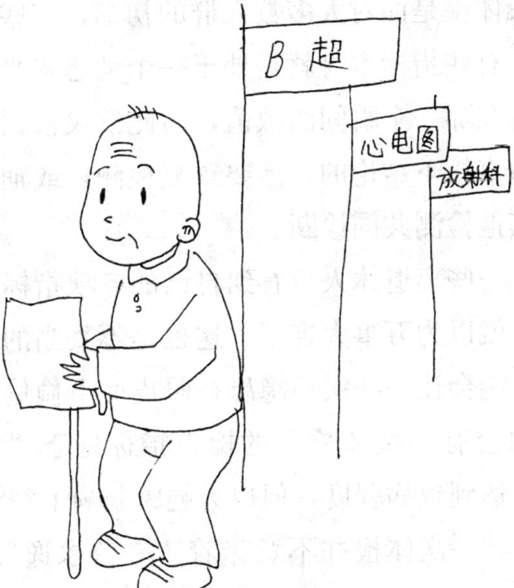

大怒不怒，大喜不喜，既可养心，又可健体

体检过程中有问题要及时与体检医生联系，积极配合医生的各项检查，如实填写体检表格。体检过程中不要擅自更改体检项目，也不要遗漏任何检查项目。

2. 体检结果的处置

许多人在体检后，对结果非常关心，但真正能够看懂各项指标是否正常的人却不多。所以切记，体检结果一定要请医生加以分析。人体是一个非常复杂的机体，需全面考虑综合分析，任何数据的异常不是任意一个人能解释的，一定要请权威医生来分析说明。

一些离退休人员看到自己体检报告呈阳性或有的指标异常，就担心不已，其实精神过度焦虑是没有必要的。健康体检是面对大多数人群的初筛，有些指标敏感性很高，有些指标本身就是处于一个动态水平上，检测到的是它在那一个瞬间的数值，因此仅仅根据体检结果是不能够直接下结论的，需要重复检测，或辅助于其他指标、其他检测共同诊断。

还有一些离退休人员看到自己的各项指标都在正常范围内，就以为万事大吉了，这也是不妥当的。这种过度放心可能会让一些疾病隐患在眼皮底下偷偷溜走。因为体检中会有一些体检者的检查指标处于“临界值”，虽然没有达到致病程度，但也为健康敲响了警钟。

另外，一次体检并不意味着“一劳永逸”。因为有一些疾病，如肿瘤、心脑血管疾病等，其发展速度较快，且症状不明显，很难察觉。所以，除根据医生的要求定期体检外，一旦身体有任何不适，都应尽快去医院检查。

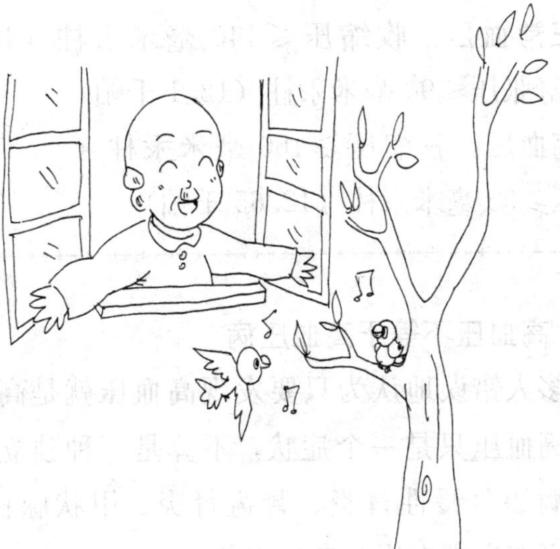

二、离退休人员的常见疾病与医疗保健

（一）高血压病

中老年人的理想血压：收缩压≤120毫米汞柱（mmHg），舒张压≤80毫米汞柱（mmHg）。

日常生活中，运动、用力排便、长时间站立等可使血压升高；兴奋、恐惧、紧张也可使血压升高。

小贴士

血压是血液在血管内流动，对血管壁产生的侧压力，分为收缩压和舒张压。

正常血压：收缩压≤140 毫米汞柱（18.64 千帕），舒张压≤90 毫米汞柱（12.1 千帕）

高血压：收缩压≥160 毫米汞柱（21.3 千帕），舒张压≥95 毫米汞柱（12.65 千帕）

1. 高血压不等于高血压病

许多人错误地认为只要发现高血压就是高血压病。其实，高血压只是一个症状，不算是一种独立的疾病。许多疾病如急慢性肾炎、肾盂肾炎、甲状腺机能亢进等，都可能出现血压升高的现象。

高血压病则是一种独立的疾病，又称原发性高血压。发病原因目前尚不完全清楚，临床上以动脉血压升高为主要特征。随着病情加重，常常使心、脑、肾等脏器受损害。

高血压病并非不治之症，当中老年人被诊断为高血压病时，不要惊慌失措，更不要讳疾忌医，而应该引起正视和重视，去医院诊治。患者及家属千万不能擅自买药、擅自调整治疗方案，更不要盲目相信所谓的民间降压偏方，不要盲目相信只要佩带降压腰带、降压手表而不用药物就可以降低血压等。

2. 高血压病的就医

高血压病患者就诊应到心血管内科。应当全面、详细地向医生诉说病情，介绍自己的身体状况，不能只限于表述自认为与高血压有关的症状。通常高血压病没有征象，没有任何不适的感觉。大多数高血压病患者，只是经医生量血压后才知道患了高血压病。所以，不能因为自己无任何症状而断定自己没有高血压病，导致忽略常规检查。有些头晕、目眩、耳鸣者自以为有高血压病，其实这些症状许多时候与高血压病无直接关系，只是因为精神紧张而引起的。

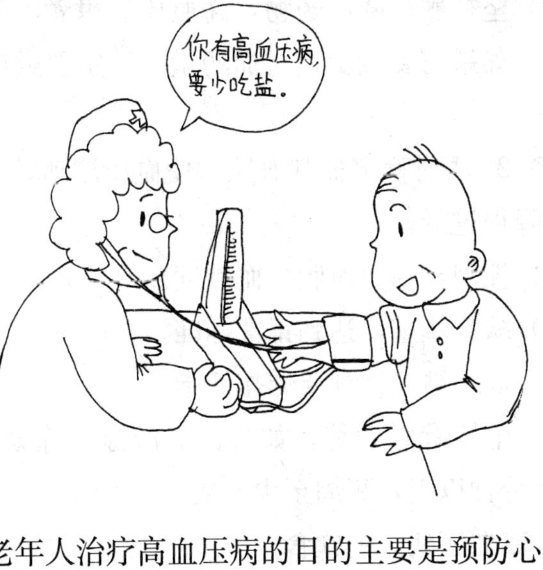

中老年人治疗高血压病的目的主要是预防心力衰竭与脑血管意外的发生。药物是治疗高血压病最有效的方

法，需要终生服药。知道自己有高血压病之后，不能自行服药，而应当由医生经过详细检查及多次测量血压后，才在医生的指导下使用药物。有的患者由于已经适应了高血压状况，采取降压治疗或者由于药物的本身作用，反而会出现不舒服的感觉。

3. 降低血压的方法

降压需要耐心、认真和持之以恒，把以下注意事项抄在显而易见的位置，遵照执行。

（1）严格控制血压在140/90毫米汞柱以下，年龄越小，控制越严，最好每天监测血压变化，至少每周测一次血压。

（2）坚持服用降压药物，高血压病患者不管在什么情况下，如果需要减少或增加药量，一定要遵照医生的医嘱。

（3）24小时稳定控制血压，使血压波动较小，不可将血压降得过低。

（4）控制血糖、血脂、血黏度。

（5）减轻体重，达到正常标准。

（6）戒烟酒，饮食要低盐低脂。

（7）坚持有氧锻炼，如慢跑、游泳、练太极拳等，每天30分钟以上，每周至少5次。

4. 高血压病人的饮食

少吃盐、脂肪和胆固醇过高的食物。盐每日应逐渐减至 6 克以下。烹调时多选用植物油，如大豆油、玉米油、葵花籽油等，以代替动物性脂肪。可多吃海鱼，其含有不饱和脂肪酸，能抑制血栓形成。含胆固醇高的食物，如内脏、蛋黄、蟹黄、鱼卵、虾卵、猪脑等会增加胆固醇量，应加以限制。

小贴士

普通啤酒盖去掉胶垫后，一平盖食盐约为 6 克。

一天 6 克指的是食盐量，包括烹调用盐及其他食物中所含钠折合成食盐的总量。

（二）冠心病

冠状动脉粥样硬化性心脏病简称冠心病。冠心病是一种缺血性心脏病，是因狭窄性冠状动脉疾病而引起的心肌缺氧（供血不足）所造成的缺血性心脏病。冠心病的危险性在于患者可能在短时间内失去宝贵的生命。绝大多数冠心病由冠状动脉粥样硬化引起。冠心病以心绞痛型和心肌梗死型为最常见。冠心病是中老年人常见病，40 岁后每增加 10 岁，患病率就递增 1 倍左右，男性比女性更容易患病，男性发病率大约是女性的 2～5 倍。

1. 冠心病的主要危险因素

主要危险因素包括肥胖、高血压、高血脂、糖尿病、吸烟等，次要危险因素包括多食热量高以及含动物性脂肪、糖、盐多的食物；体力活动少、脑力活动紧张、常有工作紧迫感；家族遗传；性格急、好胜心强、不善劳逸结合。

2. 胸口痛应及时就诊

（1）冠心病主要表现为典型的心绞痛，会出现胸口痛或胸闷，尤其在体力劳动或情绪激动时，也可见于日常活动，如走斜路、上楼梯等。胸口痛可单独发作或合并左臂或左边颈疼痛。病情严重时出现胸口剧痛、气促、呕吐，甚至昏迷，严重可导致急性心肌梗死。

（2）冠心病的胸口痛多为压榨痛，有闷胀感、紧缩感、窒息感、重物压胸感。

（3）部分中老年冠心病人无典型症状，仅感胸闷、气短和疲倦，有人甚至在发作前从未有胸口痛的经历，以猝死为首次表现。

（4）对不明原因的胸口痛应提高警惕，及时到医院就诊，以便尽快找出病因和得到适当的治疗。冠状动脉造影可准确诊断冠心病。

（5）胸口痛不一定是冠心病，除冠心病外，引致胸口痛的原因很多，例如紧张性肌肉痛、返流性食道炎、肋软骨炎、胸膜炎等。

3. 冠心病的治疗

冠心病治疗是需要坚持的漫长过程。患者应积极配合医生进行临床治疗，消除不必要的焦虑与恐惧。冠心病治疗方法包括药物治疗、介入治疗、手术治疗（冠状动脉搭桥术，简称冠脉搭桥）。中老年人的冠心病千万不要指望价格昂贵的灵丹妙药和所谓特效药物或保健品将其根治，其结果是不但不可能治好冠心病，反而造成病情加重。

家庭照顾对冠心病治疗十分重要。例如，创造舒适、安静的居住环境；经常保持心情愉快，避免情绪过于激动；注意劳逸结合；平日进行适当的体育锻炼；注意饮食搭配和科学进餐；保持每日大便通畅；做到服用药物定时定量，切不可中途随意停药。冠心病患者外出时，应随身携带硝酸甘油类药物。

4. 冠心病的急救处理

冠心病病人发生心绞痛时，应立即让病人就地休息，病人不要行动和被搬动；舌下含硝酸甘油片 1～5 片，每片相隔 3～5 分钟，或吞服 15～30 粒速效救心丸，以缓解疼痛。保持情绪稳定，全身放松。

若疼痛发作持续时间大于 30 分钟，用药效果不好，有可能是心肌梗死，家人或旁人须尽快打 120 呼救，请医生检查及处理。病人切忌步行、骑自行车或乘公共汽车；运转病人时，病人不可主动用力。

急性心肌梗死常见的发病诱因是过度劳累、情绪激动、暴饮暴食、出血休克、寒冷刺激、便秘等。

5. 冠心病预防

冠心病的预防是指针对危险因素进行防治，包括合理膳食、适量运动、戒烟限酒、心理平衡。

（1）生活规律，睡眠充足，适量锻炼，避免过度劳累。保持情绪稳定，勿大喜大悲、忧愁郁闷，及时缓解心理压力，开展有益于身心健康的各种活动，如欣赏音乐、种花养草、练书法和气功等。

（2）提倡饮食清淡，多吃富含纤维素和维生素的蔬菜、水果和植物蛋白食物（如豆类制品），尽量以植物油为食用油，少吃动物脂肪以及含胆固醇高的食品。

（3）定期进行健康检查，特别注意高血压病、糖尿病、高脂血症等与冠心病密切相关的疾病，一旦发现，要在医生指导下积极治疗相关疾病。

（三）老年性痴呆

老年性痴呆又称阿尔茨海默病，主要症状就是健忘、智能减退。每年的 9 月 21 日，是“世界老年痴呆日”。我国 55 岁以上人群中，老年性痴呆症患者有 300 多万人；65 岁以上的人口中，平均每 100 人就有 6 位患老年性痴呆。随着我国人口的老龄化，老年性痴呆患者正在逐年增加。由于中文“痴呆”两字含有贬义，“老年性痴呆”的诊断，对处于疾病早期、尚保存一定判断力的患者，会觉得是自尊心的伤害；而家属同样难以接受这个疾病。受传统文化的影响，近一半的中国人错误地认为“老糊涂不是病”，是正常的衰老现象，从而延误了就诊。

1. 老年性痴呆的前兆

记忆力减退　偶尔忘记约会、忘记同事的名字或工作联系电话，但事后能重新回忆起来，这些都是正常的表现。但是老年性痴呆患者起初表现为近记忆力差，当天发生的事情、刚做过的事或说过的话转身就忘，熟悉的人记不起名字，但对多年前的事情尚能记忆。多数患者否认自己健忘，出现一些病态的猜疑，例如明明是自己记忆力不好，物品放在何处回忆不起来了，却怀疑被人偷窃。

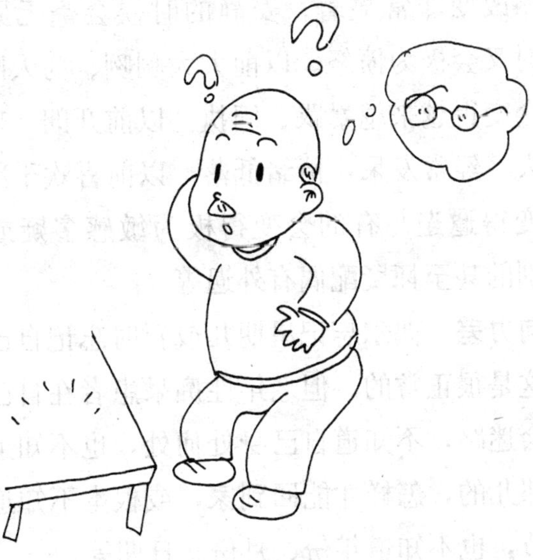

计算能力减退 正常情况下，只有计算任务过于复杂，才会让人觉得有些紧张不安。而老年性痴呆患者可能完全忘记所有的数字，甚至面对数字不知所措，连简单的计算也难以完成。以前是一个非常精于计算的人，现在却连买菜的小账都算不清。

思维能力下降 老年性痴呆患者对看过的东西，不再有评价能力。最突出的是看电视时，以前还能评价一下人物，讲讲剧情，现在却对昨天看过的前一集都说不明白。任何人都有可能会将东西偶尔放错地方，但老年性痴呆患者可能将东西放在特别不合适的地方，如把熨斗放在冰箱里，把手表放在糖碗里。

性格、情感改变 老年性痴呆患者的情绪波动非常大，人格改变非常显著。安静的时候会毫无原因地哭泣，有时又会极为愤怒。以前大大咧咧、为人随和，现在性格会变得越来越暴躁、固执。以前开朗，现在开始不爱理人，经常发呆，情绪低落。以前喜欢干净的，现在开始变得邋遢。有的会变得极为敏感多疑或非常恐惧，个别的甚至怀疑配偶有外遇等。

定向力差 偶尔忘记星期几或暂时忘记自己要去的地方，这是很正常的。但老年性痴呆患者在自己熟悉的路上也会迷路，不知道自己身处何处，也不知道自己是怎么到那儿的，怎样才能回到家，或根本不知道现在是什么季节，也不知道年份、月份、日期等。

自理能力差　正常人有时会对家务、工作活动和社会义务感到厌倦，但大多数人能在经过一段时间调整之后很快恢复工作主动性。而老年性痴呆患者表现得极为被动，需要不断提示或督促才能参与活动，终日无所事事，在家无目的地晃来晃去。日常穿着也可能不恰当，比如同时穿着好几件衬衫或短袖，把内衣穿在毛衣的外面，夏天穿冬天的衣服等。

语言退化　任何人都可能有时难以找到合适的词语来表达自己的意思。但老年性痴呆患者可能会严重到忘记单个的词语或找不到合适的词语来替代，使旁人无法理解其所表达的意思，严重者甚至叫不出常用物体的名称。

2．老年性痴呆的就医

出现上述老年性痴呆的前兆症状，就应该及早去医院就医，只有医生才可能对病人的情况作出准确诊断。家人应陪同患者前往医院的精神科、神经科或老年科就诊。在就诊过程中，家属应尽量详尽地把病情讲给医生，尤其是病人自己无法正确表述时，家属的讲述更加重要。

老年性痴呆与大脑皮层和皮下神经元退化有关，其病因尚未完全阐明。到目前为止，还没有能够完全治愈老年性痴呆症的方法。治疗目标是尽可能推迟疾病的发生，延缓症状加重，提高病人的生活质量。

福在健康中，乐在长寿中，笑在生活中，祸在无知中

3. 引发老年性痴呆的危险因素

家族中（特别是直系亲属）有老年性痴呆患者，亲属发病的危险性会较一般人明显增高。年龄是老年性痴呆的主要危险因素，但是这并不意味着年纪变大就一定会患老年性痴呆症。患者中女性较多，主要因为女性寿命较长。此外，不良的生活习惯、不良的教育、接触有害物质、高胆固醇、糖尿病、高血压、头部外伤和女性过度肥胖等都可能导致老年性痴呆。

4. 老年性痴呆的预防

一是要勤动脑，经常阅读报纸、杂志，看电视，听收音机等；二是适量饮茶，少量饮酒（葡萄酒），经常吃鱼（鲑鱼、金枪鱼、鲱鱼、沙丁鱼）；三是保持良好的精神状态；四是积极参加各种活动，每天保持适度的紧张感，切忌无所事事。

（四）中风

中风是中医学的一个病名，是人们对急性脑血管疾病的俗称，也称为脑卒中或脑血管意外。各种原因引起突发性脑血管血液循环障碍，由于脑的血液供应中断，对部分脑组织造成损害，导致中风。中风又分为出血性中风和缺血性中风。

中风一般表现为口角歪斜、偏侧肢体麻木无力，有的还伴有头痛、呕吐、不会说话或说些让人无法理解的话，严重者可能不省人事、大小便失禁。出血性中风（脑出血）的发生一般很突然，在用力时或情绪激动时易发生；缺血性中风（脑梗塞）多见于半夜或清晨醒来发现自己无法起床，有的是在平常活动中猝然昏倒，伴口眼歪斜、语言不利、半身不遂等。

1. 中风的急救方法

（1）一旦家中有人发生了中风，切忌慌乱紧张，应保持镇静，尽快与医院或急救中心联系。

（2）不要急于从地上把病人扶起，最好 2～3 人同时把病人平托到床上，可不放枕头或将枕头垫在肩膀后面，使下颌略微仰起。

（3）让病人安静躺下后，解开病人的衣领、裤带，取出假牙，将头部偏向一侧，以免呕吐物堵塞气管而导致窒息。

（4）将窗帘拉上，避免强光刺激。保持室内温暖，并注意室内的空气流通。

（5）从楼上向下搬运病人时，要头部朝上脚朝下，以减少脑部的充血。搬运动作要轻柔，尽可能减少不必要的搬运。

（6）如果病人是清醒的，要注意安慰病人，缓解其紧张情绪。不要痛哭或大声呼唤病人，避免造成病人的心理压力。

饮料之中，茶叶最好；茶叶之中，绿茶最好

2. 中风的预防保健

(1) 日常生活要保持良好的精神状态，避免情绪紧张，保持身心愉快。极度愤怒或紧张、狂喜、暴怒、忧郁、悲哀、恐惧和受惊都均可诱发中风。

(2) 保持大便通畅，每天定时大便，多吃蔬菜和水果，不要吃辛辣、油炸食品。大便干结，易使腹内压增高，血压骤增，造成脑血管破裂发生中风。

(3) 饮用低脂、低盐食物，避免抽烟酗酒。饮食过饱、看电视时间过久、随意突然停服高血压药等都会导致中风的发生。

(4) 培养自身的文化修养和生活情趣，使大脑得到锻炼。每天坚持散步、做体操或打太极拳，增强体质，防止中风。

3. 中风复发的预防

中风复发率很高，据统计大约 1/3 的中风病人在 5 年内还会再发。因此，中风康复后需积极地预防复发。要定时到医院就诊，经常测血压，定期复查血流变化指标及血脂、血糖，如有异常立即治疗。另外，要保持心情舒畅，避免情绪激动，加强身体锻炼，饮食宜清淡，戒烟酒。

4. 中风瘫痪病人的家庭护理

(1) 给患者创造一个安静、舒适的环境，保证休息和睡眠。要关心、体贴患者，很多中风患者不能马上接受事实，情绪低落或极度烦躁，家人及亲友应从各方面倍加关心体贴、耐心照料，应耐心向其解释病情，经常与病人谈心，帮助病人正确对待自己的疾病，使其逐步树立起战胜疾病的信心，主动配合治疗和进行自我锻炼。

（2）由于病人肢体活动受限，长期卧床，容易引起坠积性肺炎，骨骼突出部位易发生褥疮，因此要定时给病人翻身，一般每两小时一次。突出部位垫上气圈、棉垫防止受压。对于大小便失禁的病人，要保持皮肤和床褥干燥，定时擦洗。

（3）防止肌肉萎缩和关节畸形。患肢给予夹板固定，防止足下垂；平时要使病人保持良好的躺座姿势，尽早协助病人肢体伸展、活动关节，每日两次，注意动作轻柔。

（4）防止泌尿系统感染。留置尿管的病人应使用无菌引流袋，每天更换一次，如发现尿液颜色、气味异常，要及时和医生联系。平时鼓励患者多饮水，饮食要以清淡易消化、低盐、低胆固醇类为主，多食蔬菜水果，保持大小便正常。

中风不是遗传病，仅有一部分中风具有遗传倾向。中风也是完全能够预防的，只要定期进行身体检查，饮食合理，注意控制血压，多参加有利于身体健康的活动，加强对高血压、高血脂和动脉硬化等相关疾病的防治，可以将中风的发生率降到最低限度。

（五）慢性支气管炎

慢性支气管炎，是气管、支气管黏膜及其周围组织的慢性非特异性炎症。中老年人多见，秋冬季节为发病高峰。慢性支气管炎是多种因素长期互相作用的结果，与粉尘、大气污染、刺激性烟雾、长期吸烟、气候寒冷、机体抵抗力差等相关。慢性支气管炎发病缓慢，病程长，反复发作逐渐加重。主要是反复咳嗽、咳痰或伴有喘息，防治不好，可能会进一步发展为肺气肿乃至肺心病。

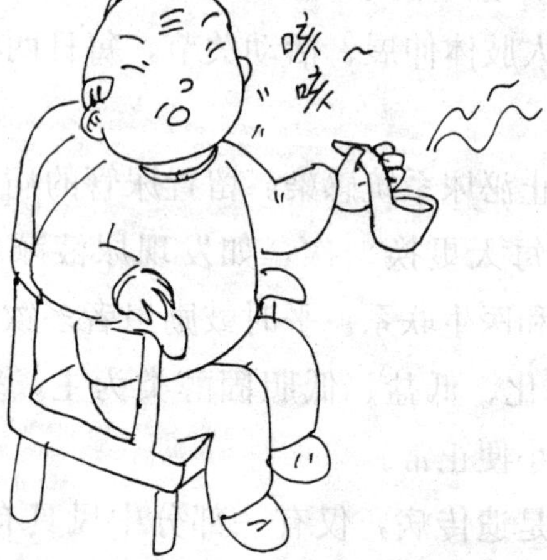

慢性支气管炎急性发作期的治疗主要是控制感染、镇咳祛痰、解除支气管痉挛。要遵照医嘱，选择有效的抗菌药物治疗。目前病人滥用抗生素的现象普遍存在，甚至出现“抗生素心理依赖现象”，错误地认为抗生素能预防感冒。实际上多种抗生素交替或错误搭配使用可致菌群失调及产生耐药性，增加病原菌感染的机会，反而加大治疗难度。

慢性支气管炎的预防保健措施有以下几点：

（1）预防感冒　注意随气候变化及时增减衣服，避免感冒就能有效预防慢性支气管炎。患有慢性支气管炎的人员，怕受寒犯病总是待在室内是不对的，建议从夏天开始耐寒锻炼，尽量延迟穿棉衣、戴口罩的时间。

（2）戒烟　吸烟时间越长、吸烟量越大，患病率也越高。戒烟后症状减轻甚至消失，病情缓解，甚至痊愈。

（3）注意饮食　饮食清淡易消化，不宜吃辛辣刺激食品，忌食海腥油腻，多饮水。枇杷、梨、百合、大枣、莲子、杏仁、核桃、蜂蜜、银耳等，有助于增强体质，改善症状。

（4）保持室内空气流通新鲜，控制和消除各种有害气体和烟尘，保持室内空气新鲜及一定的湿度。

（5）适当休息　发热、咳喘时必须卧床休息，平时应参加适当活动或劳动。

（6）坚持锻炼　患有慢性支气管炎的人员可根据自己的健康状况和爱好，适当参加一些体育活动，如保健操、太极拳等，这样可使呼吸加深加快，有利于肺部的气体交换，增加氧气的摄入和代谢废物的排出。运动还可以增加身体对外界气温变化的适应能力，提高机体抗病能力。

（六）胆结石

胆结石又称胆石症，是中老年人易患的疾病，女性患者多于男性。

胆囊是位于右腹肝脏下方的一个梨状器官，负责存储胆汁，并在需要时将胆汁释放入肠内，帮助消化。胆结石则是胆囊里的一种固体物。胆结石藏在胆囊中，不发作时无明显症状，许多患者并不知道自己有胆结石，而是在健康体检时才知道。B超检查很容易确定身体是否患有胆结石病。

胆结石产生的原因很多，饮食习惯与胆结石的发生有相当密切的关系。多次怀孕、经常不吃早餐、高脂饮食、长期素食、糖尿病或小肠疾病患者等是胆结石的高发人群。胆结石还具有遗传倾向。

1. 胆结石的一般症状

(1) 无直接疼痛感的胆结石被称为“沉睡的胆结石”，而那些会产生症状的胆结石则被叫做“有症状胆结石”。大量食用油腻食品后引起的消化不良是胆结石的一种症状。

(2) 胆结石的典型症状是餐后上腹部或右上腹部突

然发生剧烈的疼痛，尤其在吃了油腻食物后。这种疼痛往往波及右肩或右背部，有时会伴有恶寒、发抖、恶心、打嗝、胃痛、呕吐、轻微黄胆等。

（3）由于内脏神经对于疼痛的定位不准确，很多患者把胆结石引起的疼痛误以为是胃部疼痛，以为是胃病，但检查胃部时没有发现异常，做B超才发现患了胆结石。胆结石引起的上腹部不适，常被误诊为胃病、肝炎、冠心病。

2. 胆结石的治疗

患者如果没有自觉症状，一般对健康并无大的影响，但若发生合并症或情况严重时就应切除胆囊以免危及生命。目前对胆结石的治疗方法很多，有各种各样的中西药物溶石、排石治疗，有消炎利胆药物治疗，还有体外冲击波碎石术治疗等，但疗效一般都不令人满意。至今为止，只有手术切除胆囊，才是最好最彻底的治疗。不必担心切除胆囊会影响健康，因为胆囊只是个储存和浓缩胆汁的仓库，只要肝脏在，每天分泌的胆汁完全具备消化脂肪的能力。

3. 胆结石的预防

（1）有规律进食（一日三餐）是预防结石的最好办法，因为当食物进入十二指肠时，胆囊反应性收缩，大量胆汁排出到达肠内，可防止结石的形成。

（2）饮食原则是定时定量、少量多餐，忌暴饮暴食；饮食内容是低糖、低脂、低胆固醇和高纤维食物。家族中有胆结石患者的，应注意常吃生姜、青菜头、菠菜、春笋、洋葱、莲花白、四季豆、青椒、南瓜、白萝卜、藕等能抑制胆结石的食物。

（3）定期检查腹部、血脂，能及早发现胆结石，防患于未然。

（4）不要过多食用油腻食物，特别不要连续食用。

（5）运动能防止胆汁在胆囊中停滞，每周 3 次、每次 30 分钟左右的低强度有氧运动，可以减肥，使血液中的坏胆固醇减少、好胆固醇增加，不仅使患有胆结石的机会减少，也能减少罹患心血管疾病的机会。

（七）便秘

便秘主要是由于粪便在肠腔内滞留过久，水分被过量吸收，粪便过于干燥、硬结而造成的排便困难。中老年人便秘的发生率达 30%以上。一般情况下人每天排便 1 次或 2～3 天 1 次，如果没有疾病影响，都属正常，而持续 3～4 天不解大便可认为是便秘。

便秘不是小事，便秘是百病之源。人体的毒素主要是通过粪便排出体外，长期便秘，体内毒素不能及时排出，可诱发炎症、肿瘤等疾病。中老年人多患有心脑血管等慢性疾病，便秘严重时可引起某些并发症，如脑血管意外、心肌梗死、心律紊乱等，甚至造成死亡，严重影响生活质量。

1. 便秘的原因

引起中老年人便秘的原因，多数是因为活动量减少、肠道蠕动缓慢、直肠肌及上腹萎缩等，导致排便无力。有的中老年人平时缺乏运动，饮水过少，吃的食物细而精，嗜食辛辣，又因牙齿松动，不吃含纤维多的食物，大肠的蠕动变慢，从而形成便秘。还有的人没有定时排便的习惯，无意识地抑制自己排便的感觉，造成排便困难。

因慢性病（高血压、肾病、心脏病）服用某些药物导致机体脱水，肠蠕动缓慢，可引发便秘。精神紧张、焦躁不安使全身受到神经系统的影响，使胃肠功能受到抑制，也可发生便秘。

2. 便秘的治疗

（1）便秘应该到医院进行检查，确诊便秘病因。

（2）如果不做检查自己在家吃药，短期内可能有一定效果，但容易掩盖病情。有人自己到药店买泻药服用，这是不可取的，因为有些泻药可造成电解质紊乱、维生素缺乏、肠炎，严重的可诱发结肠黑变等癌前病变。

（3）首选治疗措施应该是非药物治疗。养成定时排便的习惯，建立合理的饮食结构，多吃一些粗纤维的蔬菜，如芹菜、韭菜等，多喝水，根据自己的身体情况增加活动。其次，在医生指导下，有针对性地选择毒副作用小和不产生依赖性的药物进行药物治疗。

3. 便秘的预防

（1）每天至少8～10杯的饮水量。每天早晨空腹喝1杯淡盐水（1杯水中加0.3～0.5克食盐），高血压病人改为喝白开水，能刺激肠蠕动，起到软化粪便的作用。

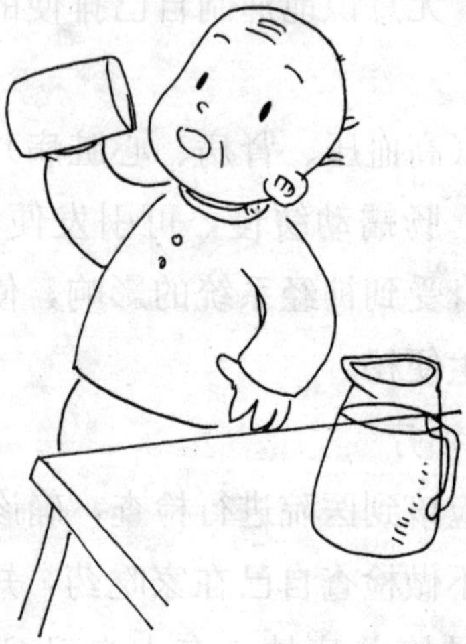

（2）养成定时上厕所排便的习惯，建立良好的生活规律。

（3）心理上的紧张可导致便秘，应尽力消除紧张。

（4）体力允许的情况下，适当活动，以促进胃肠蠕动，有助于大便通畅。每日2～3次腹部按摩（顺时针按摩10分钟）也可帮助排便。

（5）如果排便困难，不要勉强用力。可在每晚睡前吃 2～3 只香蕉或喝 1 杯蜂蜜水。

（6）多吃蔬菜、水果，利用食物因素刺激肠道蠕动，可使排便正常。

（7）一旦发生便秘，可服用一些缓泻剂，如服用大黄、麻仁丸等，也可采用肛门使用甘油栓、开塞露等方法。便秘严重者，及时到医院检查，进行对症治疗或用适量肥皂水灌肠。

（八）糖尿病

糖尿病是慢性高血糖状态所致的一组综合征，病因复杂多样，多与肥胖、体力活动少、饮食、遗传和环境因素有密切关系。糖尿病是中老年人常见疾病。中老年人中糖尿病的患病率较中青年高 3～6 倍。尤其是有糖尿病家族史、肥胖、高血压、高血脂的中老年人更容易得此病。

中老年人糖尿病起病缓慢，许多病人很难说出确切的起病日期。大多数没有症状，即使有些人有轻微的症状，也常自以为是老年虚弱的表现而未予以注意，经常是在眼睛、心脏等出现并发症就诊时才发现元凶是糖尿病。

糖尿病的危害性主要不在疾病本身，而在于其并发症。糖尿病治疗不当，使得血糖长期处于高水平状态，必将逐渐引起人体所有器官的损害，产生包括视力下降、失明、蛋白尿、尿毒症、神经性病变，高血压、冠心病、脑卒中等疾病，还可因抵抗力降低而易并发肺结核和泌尿系统等各种感染。

1. 糖尿病的早期症状

当身体出现下列情况时，应首先考虑是否患有糖尿病：

（1）出现口渴、多饮、多尿、食欲亢进而体重日益下降等，俗称“三多一少”症状。

（2）长期感染、伤口不愈，如肺部、胆管、尿路感染以及皮肤疖痈等，抗生素疗效不佳。

（3）老年皮肤瘙痒，尤其是妇女外阴瘙痒。

（4）老年白内障或视网膜病变。

2. 糖尿病的治疗

（1）糖尿病目前尚无根治方法，对中老年糖尿病人的治疗主要通过饮食控制、药物治疗和运动锻炼相结合的治疗措施，积极控制血糖，有效防治并发症。

（2）饮食控制是糖尿病的基本治疗方法，无论是口服降糖药或注射胰岛素，必须先控制饮食。控制饮食不是不吃，也不是无限制的少吃，其基本原则是减少总热量以及减少脂肪量。

不多吃含糖、淀粉的食物，但每餐中需有足够的营养，糖、蛋白质和脂肪搭配比例要合理。平时可多吃粗粮、蔬菜、豆制品、鱼虾，少吃肥肉、荤油、奶油等。糖尿病患者仍可吃水果，但量要少些（最多不超过100克），水果不要太甜，尽量选择草莓等含糖低的鲜果。需特别注意的是糖尿病人应戒烟、少喝酒。

（3）糖尿病人应尽可能根据自身情况，坚持合适的运动，以步行、太极拳、保健操等各种轻度活动为宜。不定期的剧烈运动会导致血糖的不良波动。

（4）有的糖尿病人需要口服药物，有的一开始就要打胰岛素，应具体听取医生的建议。药量不是固定不变的，根据血糖情况，有时候需要多些，有时候需要少些。一些糖尿病病人或家属在听到医生建议使用胰岛素治疗时，顾虑很大，认为“胰岛素是最后一张王牌，用上胰岛素以后就没药可用了”，或认为用胰岛素像吸毒一样会“上瘾”，其实这是错误的认识。胰岛素是糖代谢中的重要激素，没有它，人就不能生存。长期或短期用胰岛素替代治疗是病症本身的需要，而不是胰岛素成瘾。

小贴士

如患有糖尿病，有任何问题去医院就诊时，都必须先告诉医生自己是一个糖尿病患者。

（5）由于中老年人神经反应等比较迟缓，易发生“未察觉的低血糖”，这种情况很危险，抢救不及时易危

愤怒起于愚昧，而终于悔恨

及生命。所以身边要常备小糖果、小饼干等，当发生低血糖时，及时吃点东西。糖尿病患者用药后要当心夜间低血糖。

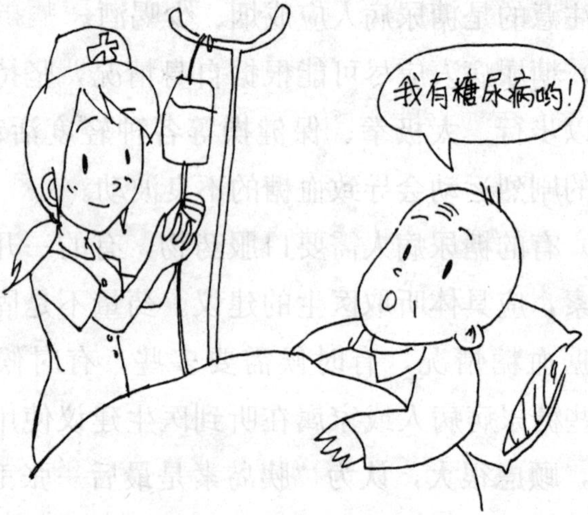

（6）中老年人被诊断为糖尿病，在心理上要正确对待，不要轻易相信广告宣传。一听说能“根治”“不反弹”“不必控制饮食”等，就去买降糖鞋、降糖奶粉、降糖含片、降糖口服液等“保健品”，结果非但钱花了不少，血糖没有降下来，反而耽误了治疗，产生代谢紊乱，甚至发生并发症。

3. 糖尿病的预防

（1）树立正确的进食观并采取合理的生活方式，可以最大限度地降低糖尿病的发生。低糖、低盐、低脂、高纤维、高维生素，是预防糖尿病的最佳饮食搭配。对体重进行定期监测，将体重长期维持在正常水平是至关重要的。要戒烟和少饮酒，并杜绝一切不良生活习惯。

（2）定期检测血糖，以尽早发现无症状性糖尿病。即使是健康者，仍要定期测定。凡有糖尿病的蛛丝马迹，如皮肤感觉异常、性功能减退、视力不佳、多尿、白内障等，更要及时去测定血糖，以尽早诊断，争取早期治疗。

（3）预防或延缓糖尿病慢性合并症的发生和发展，减少伤残和死亡率。

（九）骨质疏松

骨质疏松是随着年龄的增长必然发生的一种生理性退行性病变。它是以骨量减少，骨组织微细结构破坏导致骨脆性增加和骨折危险性增加为特征的一种系统性、全身性骨骼疾病，会导致患者骨质易脆而增加骨折的概率。中老年人中，60％的男性、90％的女性有骨质疏松。

骨质疏松通常表现为疼痛，尤其是腰背和沿着脊柱的疼痛，以及身材变矮、骨折等。

1．导致骨质疏松的主要原因

一是性激素分泌不足。中老年人随着年龄的增长，尤其是女性，绝经后雌激素水平下降，致使骨吸收增加。

二是调节激素的分泌失调致使骨代谢紊乱。人在 35 岁前，骨骼以构建为主；35 岁时，达到高骨峰值期；35

岁以后，钙及其他物质会逐渐脱失，随着年龄增长脱失的会越来越多。

三是营养缺乏。中老年人由于牙齿不好及消化功能降低，胃口差，进食少；即便是有胃口，能吃进去，吸收功能也变差了。

四是户外运动减少。随着年龄的增长，各种疾病限制了中老年人的户外活动，甚至于无法出屋。没有户外活动，没有运动锻炼，使骨钙不能够得到很好的补充。

2. 骨质疏松的防治

增加钙的摄入 单纯吃钙片对老年防治骨质疏松无效。中老年以后主张补充一定的钙，补钙的药品和价格是有差异的。不一定最贵的药，就一定最合适。建议到相关医院就诊，医生会根据各种情况，决定服用什么药、用量多少。最重要的补钙是食补，多吃牛奶、海产品等富含钙、蛋白质的食物，多晒太阳可使皮肤中维生素D合成增加，有利于钙质吸收。除此之外，每天至少应保证喝1瓶牛奶。

多食富含蛋白质、维生素D的食物 每天吃50～100克瘦猪肉或瘦牛肉，吃一个鸡蛋，饮用250毫升牛奶或豆浆，以及300～500克新鲜蔬菜和水果等，既可满足机体需要，又可改善骨质疏松。能预防骨质疏松的蔬菜有青笋、西红柿、黄瓜、紫花南芥、葱、大蒜、西

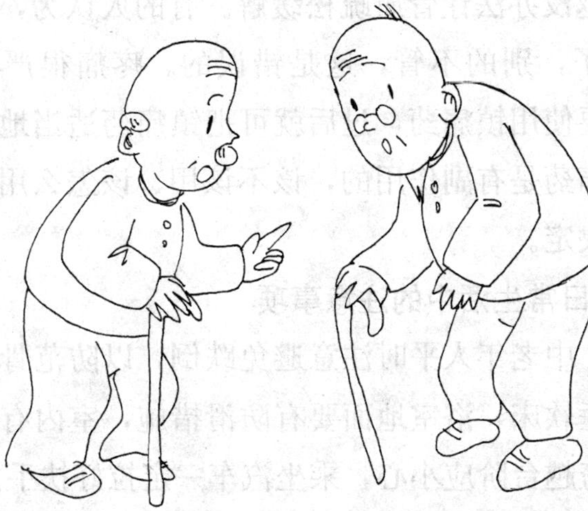

芹等。

戒烟限酒减少骨质溶解　抽烟或饮酒过多、过频，可导致溶骨的内分泌激素增加，使钙质从尿中丢失，所以要戒烟限酒。即使喝酒，也应该少量喝些低度酒，如啤酒、葡萄酒和黄酒，且严格控制饮酒量和次数。

增加户外活动量　这是防止骨量丢失的一个重要环节。通过运动，骨的生长可能得到调节，特别是可预防不活动引起骨丢失，并能改善肌肉的灵活性，从而可以减少跌倒的机会及其不良后果。同时，运动可有效改善骨骼的血液供应，增加骨密度。

3. 防治骨质疏松疼痛的办法

镇痛剂是止痛方法之一，但不是最好的方法。骨质疏松的疼痛多发生在腰、膝等部位，骨痛到一定程度，生活质量就无法保证。由于骨痛，活动受限，越不能活动，就越没办法让骨质疏松缓解。有的人认为，只要止痛就行了，别的不管，这是错误的。疼痛很严重的时候，需要使用镇痛药，过后就可把镇痛药适当地停止服用。镇痛药是有副作用的，该不该用、该怎么用，都应由医生决定。

4. 日常生活中的注意事项

（1）中老年人平时注意避免跌倒，以防范骨折的发生，不睡软床，浴室地面要有防滑措施，室内有足够的照明，跨越台阶应小心，乘坐汽车一定拉好扶手。

（2）下蹲时腰背要挺直，如果地上有一个重物，先屈膝、下蹲，再把重物提起，这样比直接搬重物，对腰背的影响要小。

（3）不要站在高的地方踮着脚尖去拿东西。使劲踮着脚尖拿东西，对腰背的压力会很大。

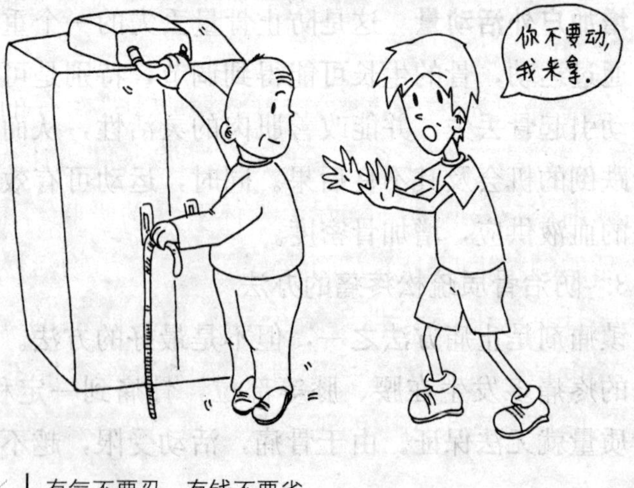

5. 对骨质疏松的认识误区

人们往往认为骨质疏松就是因为缺钙，这种认识是不全面的。维生素D不足、雌激素水平下降等诸多因素，都有可能导致骨质疏松。所以，治疗骨质疏松症不能盲目依赖补钙。钙是保证骨骼健康的一种营养素，但对于骨质疏松症患者来说，钙剂不能单独作为治疗药物，补钙无法扭转疾病的发展。过度补钙会增加机体患结石病的可能。

现在许多商店为了促销钙制品而备有检测骨密度的仪器，大肆宣传，免费测试。许多中老人图方便去测量，结果几乎“人人都缺钙、人人都是骨质疏松”。确诊骨质疏松或缺钙与否，不能通过一项检查就能决定，事实上商店摆放的是“单光子骨密度测试仪”，这种测试并不准确，只能测人体手臂的尺骨和桡骨，而骨质疏松的主要危害在于腰椎和髋部，而且许多检测人员并不是专业的医务人员。

有的补钙品宣称“沉积好、吸收快”，有的宣称“颗粒小”，甚至推出了“原子钙”“纳米钙”，让人们觉得钙越细小越易吸收。实际上人体对钙的吸收利用率和钙产品的颗粒大小无关，而要看是否具有生物活性。

喝骨头汤能防止骨质疏松是人们常听到的一种说法，这也是不准确的。一碗骨头汤中的钙含量不过10毫克，同样一碗牛奶中的钙含量达到200多毫克，远远高于一碗骨头汤。另外，对老人而言，骨头汤里溶解了大量骨内的脂肪，经常食用还可能引起其他健康问题。

（十）肿瘤

肿瘤是一类病因复杂、表现很不一致的疾病。全身任何部位，除头发和指甲以外，都可以发生肿瘤。确定肿瘤的主要依据是细胞或组织学检查。

中老年人是肿瘤的高发人群，这是因为中老年人各系统机能逐渐减退，对疼痛的敏感性降低，对应感知的不适常不能觉察；老年人各种慢性病较多，这些疾病的表现往往掩盖或混淆肿瘤的早期症状；一些中老年人忽视体检，不重视有些不明原因的异常感觉，恰恰这些异常则很可能是肿瘤的早期信号。

1. 中老年人肿瘤的特点

（1）易患多发性恶性肿瘤，即一个人同时或先后患不同组织、器官的原发癌。

（2）无症状的潜伏肿瘤较多，常见的有前列腺癌、肾癌、肺癌等。

（3）表现出非特异肿瘤症状，如浑身无力、全身疼痛等，容易当做老年常见病而被忽视。

（4）肿瘤转移率低。

2. 肿瘤的早期信号

恶性肿瘤到目前为止没有理想的治疗方法，一个很重要的原因就是往往不能早期发现。如果能早期发现，治愈率可达65%。恶性肿瘤在早期甚至中期往往没有非常明显的症状，当出现下列症状时应及时就诊。

（1）身体皮肤或皮下出现肿块，并呈进行性增长；皮肤上出现久治不愈的溃疡；皮肤上的黑痣突然长大、隆起、溃疡。

（2）原因不明的贫血、乏力、低热、体重减轻、黄疸。

（3）妇女绝经后阴道突然出血或分泌恶臭液体。

（4）乳房发现硬块，边缘不齐，与皮肤粘连不活动，或乳头流血水、黄色水样液。

（5）食后胃不适、发胀、食欲减退、黑便；原来患有胃病者症状加重，规律改变，服药后症状不缓解。

（6）久治不愈的咳嗽，偶有痰中带血丝或胸痛。

（7）吞咽食物困难，进食时胸骨后闷胀。

（8）有血性鼻涕，发声嘶哑，但未感冒。

（9）血尿，尿时不感觉疼痛。

（10）大便变细、变黑，或大便带黏液和血。

3. 肿瘤的就医

（1）中老年人应定期到医院检查身体，以发现潜在的肿瘤。

（2）出现身体不适时，尽早去医院诊治，只有及时就诊、及早治疗，才能避免不良后果。

（3）随着现代医学科学的发展，对肿瘤检查的手段日趋完善，诊断准确率越来越高。医院就诊如果排除了患肿瘤的可能，也就放心了；一旦确诊是肿瘤，就尽早进行治疗。

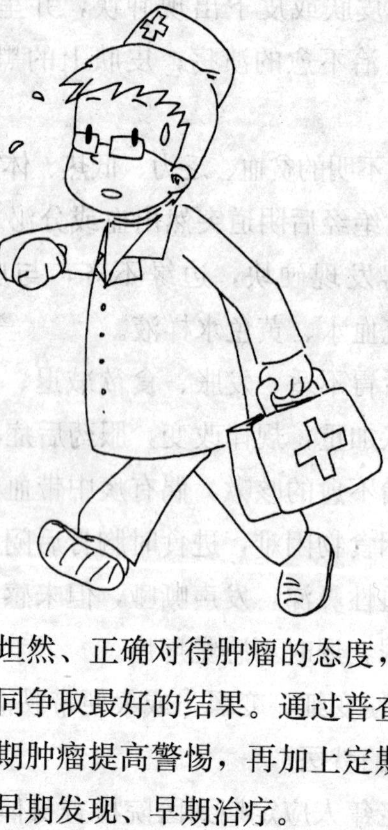

（4）提倡坦然、正确对待肿瘤的态度，积极配合医生的治疗，共同争取最好的结果。通过普查和教育让离退休人员对早期肿瘤提高警惕，再加上定期体检，很多患者可以做到早期发现、早期治疗。

（5）肿瘤的综合治疗（手术、化疗、放疗、免疫治疗等）是治疗的关键，目的是提高肿瘤的治愈率，并最大限度地改善病人的生存质量。

4. 肿瘤的预防保健

(1) 预防肿瘤一定要保持良好的心态、愉快的心情，使自己的免疫功能处于最佳状态。

(2) 养成良好的饮食习惯，营养均衡，饮食宜清淡，忌过咸、过腻、过甜。少吃含胆固醇高的食物、避免动物脂肪、增加粗纤维、减少肉食、增加新鲜水果和蔬菜、避免肥胖。

(3) 戒烟，少饮酒，常饮淡茶。

(4) 加强锻炼，坚持适量的增氧运动，增强免疫功能。根据自己的身体状况，科学地选择适合的运动项目。

(十一) 前列腺增生症

前列腺增生症俗称前列腺肥大，是正常男性在中老年阶段要经历的衰老过程的一个部分，是中老年男性常见的慢性病。随着年龄增加，中老年男性出现排尿时间长、夜尿多、尿线变细、射程不远、淋漓不尽，给病人身心带来巨大的困扰。由于前列腺恰好位于膀胱出口处，前列腺增生严重时可引起尿潴留、慢性肾衰（尿毒症）等，严重危害中老年人的健康。目前，前列腺增生的确切原因还没有完全明确，一般认为与中老年男性激素水平失去平衡有关。

1. 前列腺增生的“早期信号”

(1) 排尿次数增多　无论白天或晚上，排尿次数比往常增多，远远超过了白天3～4次、晚上1～2次的正常情况，排尿时间间隔短，时时有尿意。

（2）排尿不畅，当感到有尿意时，要站在厕所里等好一会儿，才尿得出来，且尿流变细，排出无力，射程也不远，有时从尿道口滴沥而下。

（3）夜间尿失禁　夜间睡觉时，尿液不受控制地自己流出，严重者大白天也会发生这种现象。

（4）排尿疼痛与尿急　膀胱里尿液排不干净，容易引起细菌感染，出现尿痛、尿急。

（5）排尿中断　前列腺增生后，尿液里的结晶体容易凝集形成膀胱结石，造成排尿突然中断，中老年人排尿中断和出现膀胱结石是前列腺增生的强烈“信号”。

（6）经久不愈的脱肛、便血或发生“小肠气”。

2. 前列腺增生的诊断

前列腺增生诊断不复杂，经过询问病史、直肠指诊、B超和前列腺特异检查，就可作出初步诊断。

3. 前列腺增生认识误区

随着年龄的增长，前列腺增生不可避免地会发生，但不一定带来麻烦，即使有一些异常，通过治疗也能够取得很好的效果。前列腺增生是中老年男性的常见病，但受传统观念的影响，以及人们的一些错误观念，耽误治疗、影响身心健康的病例不鲜见。

（1）人老都这样，不用治　中老年男性出现排尿时间长、夜尿多等现象时，认为人老了都这样，不用花钱看。有的中老年人怕夜间多次排尿，每天从傍晚起就不敢喝水了。前列腺增生不仅发病率高，而且如不及时治疗，病情会随着年龄迅速发展，导致急性尿潴留、肾功能不全等并发症，威胁中老年人身体健康。所以，患前列腺增生，应及时就医，在医生的指导下治疗。

（2）前列腺增生是性病　对于生殖系统的疾病，男性往往认为都与性生活有关，误认为是性病，以致羞于就诊。前列腺增生是男性的一个生理过程，在雄激素的作用下，男性从 40 岁开始就会出现前列腺增生现象，50％的 50～60 岁男性有前列腺增生症，80 岁时患病率可高达 90％。

（3）前列腺增生是前列腺炎、前列腺肿瘤　许多人认为前列腺增生和前列腺炎是一种病，或认为慢性前列腺炎导致前列腺增生，最后发展成前列腺癌。其实，慢性前列腺炎和前列腺增生是两种性质完全不同的疾病，没有必然联系。前列腺增生和前列腺肿瘤从起源、过程、治疗等方面，均是两个独立的疾病，没有证据说明两者存在关系。

（4）盲目受广告影响　前列腺增生是一种发病率非常高的疾病，但并不代表每位中老年男性出现排尿困难等症状，都是前列腺增生引起的。盲目受广告影响可能会误诊、漏诊其他疾病；在诊断不清楚时，也可造成错误治疗或过度治疗。

（5）前列腺增生手术能拖就拖　前列腺增生进展缓慢，但如果治疗不正规、不及时，出现肾功能损害或严重时出现尿毒症，再治疗就为时已晚。部分已过 70 岁的患者，由于不堪痛苦，要求手术治疗，但因健康情况差、不能耐受手术，痛失手术良机。

（6）前列腺增生手术都会导致尿失禁　随着医生手术技巧的提高和手术器械的改进，患者担心的手术切除分寸掌握不好而导致尿失禁的情况很少发生。

（7）前列腺手术会影响性功能　一些人害怕术后性功能丧失而不愿意手术。其实，前列腺增生的手术一般不会损伤位于前列腺外侧的与男性勃起功能相关的神经，因而对男性性功能的干扰小，很少导致性功能丧失。

4. 前列腺增生的治疗

（1）前列腺增生不可怕　大多数人早期患前列腺增生，排尿症状并无明显影响，医生一般都主张通过药物治疗来改善排尿症状，病人没有必要接受手术治疗。但是，如果长期药物治疗症状无变化，甚至逐渐加重或出现并发症，就应该接受医生建议，及时选择手术治疗。

（2）药物治疗的目的是用副作用最小的药物，控制前列腺增生的进展，保持较高的生活质量。泽桂癃爽片是中老年人常用的治疗前列腺增生的中药。

5. 前列腺增生的自我保健

预防前列腺增生比较困难，因此，加强自我保健显得尤其重要。保健做得好，既可巩固治疗效果，又可避免病情恶化和急性尿潴留的发生。

（1）保持心情舒畅，坚持体育锻炼、热水坐浴，可以加快机体的血液循环和新陈代谢，改善前列腺局部的血液循环，减轻、减少前列腺局部淤血。

（2）不要憋尿，一有尿意应立即排尿。憋尿会造成膀胱过度充盈，使膀胱逼尿肌张力减弱，排尿发生困难，容易诱发急性尿潴留。

（3）饮食清淡，多吃蔬菜，保持大便通畅，大便干燥可加重排尿困难。

（4）少食辛辣、刺激食物，戒烟、忌酒，因为这些能使前列腺充血水肿，造成急性尿潴留。

（5）不宜久坐、通宵搓麻将等，尽可能少骑自行车，以免会阴部充血，引起排尿困难。

（6）适量饮水，饮水过少不但会引起脱水，也不利排尿对尿路的冲洗作用，还容易导致尿液浓缩而形成不溶石。除夜间适当减少饮水量，以免睡后膀胱过度充盈，白天应多饮水。

（7）注意防寒保暖，避免着凉感冒。

（8）调整日常坐姿，有意识地将重心移向左臀部或右臀部（可以左右臀部适当轮换），避免人体重心直接压迫增生的前列腺，从而避免或减轻增生的前列腺向尿道压迫。

三、中老年人合理用药

人随着年龄的增长，各脏器组织结构和生理功能都有不同程度的退行性改变，因而影响了药物在体内的吸收、分布、代谢和排泄过程。人老病多，特别是慢性疾病，因此，中老年人同时使用多种药物治疗的情况很常见，通常都用 3～4 种药，也有用 10 余种的。一般人认为病多服药自然就多，但是多种药物同时使用、相互作用会影响治疗效果，有的还会引起药物不良反应和药物中毒。因此，中老年人用药时，必须特别慎重。

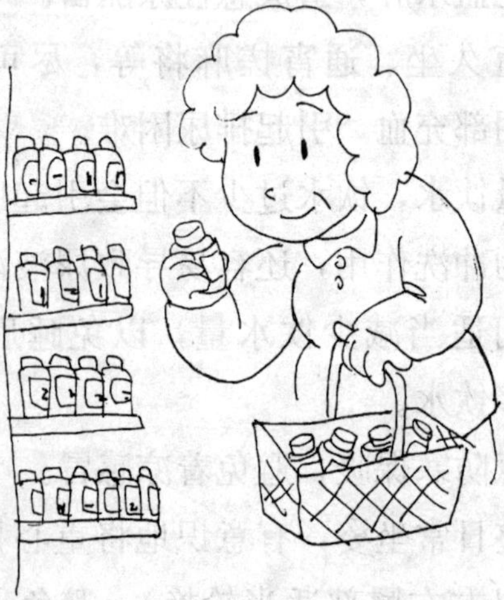

不少中老年人被高血压、心脏病、糖尿病等慢性疾病所困扰，认为自己身体不行了，多吃药对自己有好处。殊不知“是药三分毒”，尤其是中老年人肝肾代谢能力减退，药物容易在体内积蓄，造成药源性危害。因此，不要把药物当做“有病治病、无病防病”的法宝，盲目“恋药”只会有害而无益。

一部分中老年人往往会凭自己以往的经验，自主购药、简单选用。有的相信哪种药广告见得多，就买哪种药。更有甚者，听信街头游医、江湖骗子、“祖传名医”等的话，买“偏方秘方”，总认为多服药比少服药好，服了没有坏处。还有些中老年人喜欢经常食用“保健品”，认为保健品可以“有病治病，无病强身”，这些都是错误的观念。

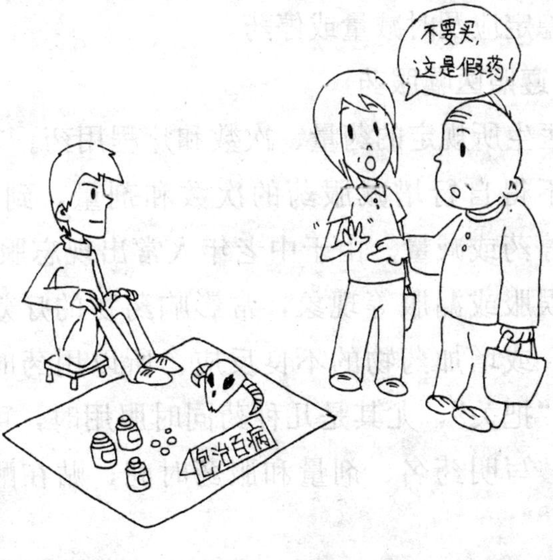

（一）中老年人用药原则

1. 严格掌握用药指征，用药要少而精

中老年人由于生理衰老、病理变化，病情往往复杂多变，若药物使用不当可使病情急转直下，甚至无法挽救。服药前要明确治疗目的，根据身体实际情况，确定需要治疗的中心是什么。有些病可以不用药物治疗就尽量不用，更不要滥用。

2. 掌握好最佳的用药剂量

中老年人肝肾功能多有不同程度地减退或合并多器官严重疾病。因此，用药要因人而异，一般应从“最小剂量”开始。尤其对体质较弱、病情较重的病人切不可随意加药。对于急性病人，开始用量可以稍大一点，一旦病情稳定应及时减量或停药。

3. 遵照医嘱服药

按医生所规定的药量、次数和疗程用药。未经医生同意，不得自行增减服药的次数和剂量，到疗程时，要及时停药或减量。由于中老年人常出现忘服、重服、多服、误服或漏服等现象，常影响药物的疗效和疾病的康复，或增加药物的不良反应，所以用药时最好有人为其“把关”，尤其是几种药同时服用时，可以列出一张表，写明药名、剂量和服药时间，贴在醒目的地方。

（二）用药注意事项

先就医后用药　不要先服药后再去就医，以免掩盖病情，延误诊断，影响治疗。

先口服后注射　用药方法宜先口服用药，不宜立即肌肉注射或静脉滴注，因为口服用药比注射用药安全、方便。

种类宜少不宜多　用药的种类不宜太多，药物用得多容易发生药物相互作用，产生毒副反应。

剂量宜小不宜大　用药的剂量不宜过大，中老年人肾脏的排泄功能降低，肝脏对药物代谢速度减慢，容易引起蓄积中毒。

时间宜短不宜长　用药的时间过长，容易对药物产生依赖性、耐受性及成瘾性。

药性宜温不宜剧　中老年人气虚体弱，对剧烈的药物常因抗不住而发生虚脱、休克等危险。

疗程宜缓不宜急　急则治其表，缓则治其本，要做到固本扶正，标本兼顾。

中药调养，西药急救　尽量做到攻补兼施，一般认为中药比西药安全，毒副反应要小得多。

四、常见意外伤害的紧急处理

（一）摔伤、拉伤与扭伤

中老年人摔伤、拉伤、扭伤现象极为普遍，主要受伤部位是腕关节、髋关节周围组织，以及关节本身的拉伤、骨折，严重时还包括腰椎、脊椎受到意外压迫造成的骨折。

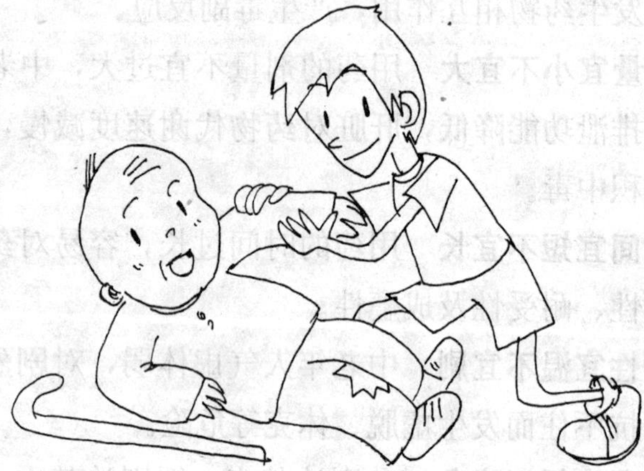

判断伤情 要判断是开放型（有破口）或非开放型伤口；是否有皮下淤血；关节功能是否受到影响；局部是否出现肢体畸形；关节活动是否受到影响。

急救措施 对于开放型伤口，不论大小，必须立即送医院治疗，并注射破伤风抗毒素。医务人员到来前，用消毒后的纱布（干净的布）对伤口进行包扎止血。此类受伤，6～8 小时内是处理缝合伤口的最佳时机。

摔伤的同时如果有异物刺入，切忌不要自行拔除，要保持异物与身体相对固定，送医院进行处理。

如果没有开放型的伤口，不能自行或让其他人揉、捏、掰、拉，应该等急救医生赶到或到医院后，让医务人员进行处理。

避免继发伤 如果受伤现场没有其他人，一定不要让受伤部位移动，呼叫急救人员前来救治；否则，很可能出现继发伤。

立即就医 有时自己感到受伤很轻，往往不去医院，这是不可取的。事实上，自己的感觉并不是十分准确的。即使感到伤不重，也应到医院进行检查。

注意事项 受伤初期如出现肿胀，可用冰块或冷水进行冷敷，只有到恢复期以后，方可热敷。所有意外受伤，都不要自行在伤处涂抹有色的消毒剂（如碘酒等），否则会影响医生判断伤情。

（二）误服药物及毒物

弄清情况 家庭中发生吃错药、过量服药甚至误服毒物时，不要过分紧张，首先要弄清楚吃的是什么药或什么毒物，如果搞不清楚，就要将装药品或毒物的瓶子及呕吐物，一同带往医院检查。根据误服药物或毒物的不同而立即采取措施，以免耽误时机。

早饭好而少，午饭厚而饱，晚饭淡而少

尽快清除残留物 药物吃到胃里，还未到达肠道，可用手指或其他物体刺激咽喉吐出。

如果是过量服用了维生素、健胃药、消炎药等通常问题不大，只要大量饮水使之大部分从尿中排出或将其呕吐出来即可。

若是大量服用了安眠药、有机磷农药、石油制品及强酸强碱性化学液体等毒性或腐蚀性较强的物品时，应立即去附近医院抢救。若医院离家较远，在呼叫救护车的同时进行现场急救。对于误服安眠药者，可让其大量饮用温水，然后用手指深入口内刺激咽部反复催吐。若是有机磷农药中毒的病人，呼出的气体中有一种大蒜味，可让其喝下肥皂水反复催吐解毒。如果是躺着呕吐，一定要侧卧，防止呕吐物堵塞呼吸道。

（三）猫、狗咬伤

急救处理原则 一旦被猫、狗咬伤应立即进行急救。

伤口处理 不论是病猫、疯狗，还是正常的猫、狗（有相当多正常猫、狗的唾液中带有狂犬病毒），千万不要急着去医院找医生诊治，而是应该立即、就地、彻底冲洗伤口。万一找不到水源，甚至可以用人尿代替清水冲洗，随后再设法找水源。用20%肥皂水或0.1%新洁尔灭液（两者不能同时使用）或清水反复清洗伤口30分钟以上，冲洗伤口要快、彻底；一般不吃任何药物，也不包扎，因为狂犬病毒是厌氧的，在缺乏氧气的情况下，狂犬病病毒会大量生长。

接种预防狂犬病疫苗　伤口反复冲洗后，再送医院作进一步伤口冲洗处理（牢记到医院还要认真冲洗伤口），并在24小时内接种预防狂犬病疫苗。

急救注意问题　被猫、狗咬伤后，伤口千万不能不作任何处理。要反复冲洗伤口，切忌涂上红药水或包上纱布，切忌长途跋涉赶到大医院再救治，应该立即采取措施后，再到医院注射狂犬疫苗。

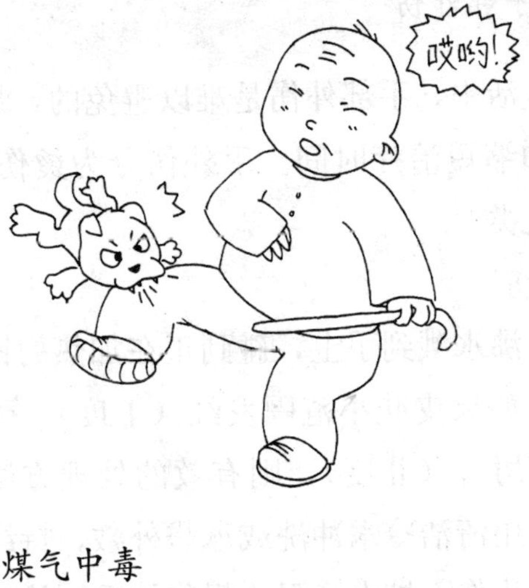

（四）煤气中毒

煤气中毒即一氧化碳中毒，家庭中多见于所使用煤炉漏气或在空气流通不畅的环境中使用热水器洗澡。

应迅速撤离中毒环境，打开门窗通风。自己发现有中毒时，可暂时走（爬）出中毒现场，呼吸新鲜空气，并呼叫他人速来相助；他人发现已中毒者，应立即打开窗户，将病人抬离现场，转移至空气新鲜流通处，松解衣扣，并注意保暖，尽快向120急救中心求救，立即抢救。

对于神志不清者应使其头偏向一侧，以防呕吐物吸入呼吸道引起窒息。及时清理口鼻内的分泌物，昏迷者或抽搐者可头置冰袋，切忌采用冷冻、灌醋等错误做法。

（五）手部外伤

日常生活中，手部外伤是难以避免的，尽快处理会减轻痛苦和缩短治疗时间。手外伤分为烫伤、钝器伤、锐器伤三大类。

1. 烫伤

热油、沸水溅到手上，碰到正在加热的锅壁等都会形成烫伤。如果皮肤小范围发红（Ⅰ度），受伤部位起水疱，疼痛厉害（Ⅱ度），则有效的处理方法是：迅速局部冷却，用清洁冷水冲洗或冰袋外敷，持续到疼痛明显减轻，防止伤面扩大，阻止损伤加重，然后局部涂烧伤膏。伤面的水疱不要挤破，小的自己会吸收，大的可用消毒针头在水疱的最底部扎眼儿，挤出积液。

一旦手上皮肤的颜色变成黑色或棕黄色时，疼痛反而减轻，说明已达Ⅲ度烧伤。此时千万不要用水冲洗，否则易受到感染，也不要在伤处抹酱油、洒食盐，它们可能有细菌，让伤口雪上加霜。正确的方法是在烧伤面上先覆盖消毒纱布（可用消毒纸巾代替）、包扎，然后去医院或者打120急救，迅速医治。

2. 钝器伤

钝器伤常见于手部被重物压伤和被硬物打伤，皮肤大多不会破，出现皮下青或血肿，此时要用冷毛巾或冷水袋外敷半小时左右，这样能防止血肿增大，减轻疼痛。若手指甲下出现血肿，可用烧红的回形针垂直在指甲血肿上穿刺小洞，让积血从洞中流出，再贴上护伤胶布，这样做可止痛及保护指甲不脱落。

3. 锐器伤

锐器伤常见有刺伤和刀伤。

当手被刺时，重要的是判断有无断刺残留在伤口里。如果有要设法拔出，确认没有残留物后轻挤伤口，挤出瘀血，消毒伤口，包扎；服用抗生素以防止感染；如果伤口又深又窄，应在24小时内注射破伤风抗毒素。

当被小刀或菜刀等尖锐利器割伤引起大量出血时，不必过于惊慌。如果割器不干净，用清洁的水冲洗伤口，裹上纱布；如果血液依旧慢慢渗出，可用手指压住近心端的血管，将纱布稍微包厚一点，在伤处扎紧绷带，把手抬到比心脏高的部位。

一般情况下，手部的小伤四五天会愈合，若肿胀不退或化脓，应立即到医院检查。

五、离退休人员日常生活保健的重点

（一）关注自己的“7 项生命指数”

120/80	血压的正常值为 120/80 毫米汞柱
5.6	空腹血糖不能高于 5.6 毫摩尔/升
4.6	总胆固醇不能高于 4.6 毫摩尔/升
90、80	腰围不能大于 90 厘米（男）、80 厘米（女）
24	体重指数不能高于 24
0	吸烟次数为零
30	每周运动 3～4 次，每次有氧运动不少于 30 分钟

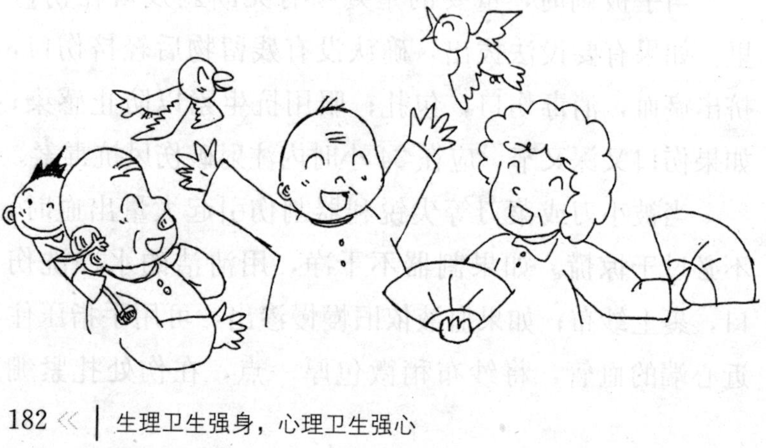

（二）牢记健康长寿二十字口诀

长寿二十字口诀即一个中心、两个基点、四大作风、四大基石、四个最好。

一个中心　以健康为中心

两个基点　遇事糊涂一点

生活潇洒一点

四大作风　助人为乐

知足常乐

自得其乐

天伦之乐

四大基石　合理膳食

适量运动

戒烟限酒

心理平衡

四个最好　最好的医生是自己

最好的药物是时间

最好的心态是宁静

最好的运动是步行

后　记

寻找健康快乐的长寿之路

健康的身体是幸福的基础，健康的心理是快乐的源泉。

健康的身心、平衡的营养、适量的锻炼、科学的保健就是我们幸福、快乐的长寿之道。

美国诗人惠特曼曾在诗中说过："我坐在公园的长椅上，男男女女从我的眼前走过。年轻的很美丽，年老的更美丽"。

离退休的中老年人，充满了快乐的健康之美，成熟的风韵之美，超脱的宁静之美，自由的悠然之美。不仅有绚烂之后归于平淡的宁静悠闲，也有卸下重负归于清闲的自由洒脱，依然美丽，更加智慧。

站在离退休生活的新起点，展望未来，无限憧憬。夕阳晚霞红满天，魅力晚年更精彩！